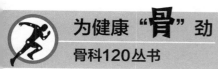

为健康"**骨**"劲

骨科120丛书

总顾问 刘昌胜 张英泽 戴尅戎
总主编 苏佳灿

骨科护理
120问

主编 ◎ 蔡盈 王竹敏 徐艳

上海大学出版社

图书在版编目(CIP)数据

骨科护理 120 问 / 蔡盈, 王竹敏, 徐艳主编.
上海：上海大学出版社, 2024.7. --（为健康"骨"
劲 / 苏佳灿总主编）. -- ISBN 978 - 7 - 5671 - 5008 - 9

Ⅰ. R473. 6

中国国家版本馆 CIP 数据核字第 2024SU7898 号

责任编辑　陈　露
封面设计　缪炎栩
技术编辑　金　鑫　钱宇坤

为健康"骨"劲

骨科护理 120 问

蔡　盈　王竹敏　徐　艳　主编

上海大学出版社出版发行
（上海市上大路 99 号　邮政编码 200444）
（https://www. shupress. cn　发行热线 021 - 66135112）
出版人　戴骏豪
*
南京展望文化发展有限公司排版
上海颛辉印刷厂有限公司印刷　　各地新华书店经销
开本 890mm×1240mm　1/32　印张 3.75　字数 75 千
2024 年 8 月第 1 版　2024 年 8 月第 1 次印刷
ISBN 978 - 7 - 5671 - 5008 - 9/R · 59　定价　58.00 元

本书编委会

主　编　蔡　盈　王竹敏　徐　艳
编　委　(按姓氏笔画排序)
　　　　王　颖(上海交通大学医学院附属新华医院)
　　　　王　锴(上海交通大学医学院附属新华医院)
　　　　王竹敏(上海交通大学医学院附属新华医院)
　　　　陆小庆(上海交通大学医学院附属新华医院)
　　　　徐　艳(上海交通大学医学院附属新华医院)
　　　　蔡　盈(上海交通大学医学院附属新华医院)

序　言

　　"岁寒，然后知松柏之后凋也。"意为一个人的节操与品行，只有在困境中才能显现。而我等从医者，正是立志守护人身之"松柏"——强健的骨骼。

　　骨为身之干，支撑起生命的屹立不倒。然世间疾病千奇百怪，骨疾尤为凶险。有如暗夜突袭的骨折创伤，似无声蚕食的骨质疏松，或如幽灵般游走的骨肿瘤……无不考验着骨科医者的智慧与经验。

　　本丛书以"强骨"为宗旨，撷取骨科领域精华，解答患者关切。自创伤骨科到关节外科，从脊柱到四肢，举凡骨科疑难疑点，图文并茂，一一道来。寓医理于浅言，蕴经验于问答。言简意赅却包罗万象，通俗晓畅而雅俗共赏。

　　本丛书共 21 个分册，涵盖骨科所有常见疾病，是目前国内最系统、最全面的骨科疾病科普系列丛书。从骨折、骨不连等常见创伤，到骨性关节炎、骨质疏松等慢性病，从关节镜微创技术到修复重建难题，从骨科护理常识到康复指导，可谓全方位、多角度、立体化地解答骨科常见疾病诊疗问题。120 问的内容设计，聚焦读者最迫切的疑惑，直击骨科就诊最本质的需求，力求读者短时间内获取最实用的知识。这是一系列服务骨科医患共同的工具书，更是一座沟通医患的桥梁。

"岁月不居，时节如流。"随着人口老龄化加剧，骨科疾病频发。提高全民骨健康意识，普及骨科养生保健知识，已刻不容缓。我们坚信，树立正确观念，传播科学知识，能唤起公众对骨骼健康的关注，进而主动规避骨病风险。这正是本丛书的价值所在，亦是编写初衷。

让我们携手共筑健康之骨，守望生命之本，用"仁心仁术"抒写"岁寒不凋"的医者丰碑，用执着坚守诠释"松柏常青"的"仁爱仁医"。

"博观而约取，厚积而薄发"，愿本丛书成为广大读者的良师益友，为患者带去希望，为医者增添助力。让我们共同守护人体这座最宏伟的"建筑"，让健康的骨骼撑起每一个生命的风帆，乘风破浪，奋勇前行！

总主编 苏佳灿

2024 年 7 月

前　言

　　骨科护理,作为骨科领域中至关重要的一环,贯穿了患者从受伤到康复的整个过程,其科学性、人文关怀与专业技能的融合在患者的治疗和恢复中起到了不可估量的作用。护理人员不仅要具备丰富的医学知识,更要有高度的专业技能和深切的同情心。因此,本书的编写旨在为广大读者提供一本系统性、全面性的骨科护理知识读本,给患者、患者家属、医务工作者等提供参考。

　　骨科护理包含了伤口管理、体位管理、专科护理操作等,还涉及患者心理健康的维护、疼痛管理,以及为患者提供持续的康复指导。随着医疗技术的进步,骨科护理也在不断地发展与进步,以适应新的治疗方法和患者需求。本书精心挑选了120个问题,覆盖了从基础护理知识到复杂的临床护理技能,旨在提升护理人员的专业技能,同时也帮助患者和家属更好地理解骨科疾病的护理过程。

　　本书的问答形式旨在简化信息的获取过程,使读者能够快速找到他们关心的问题并获得明确的答案。每一个问题都给予解释和指导,确保读者能够从中获得实用和准确的信息。这些问题涵盖了从术前护理到康复的全过程,可以满足不同时期患者的需求。

我们深知,优质的护理不仅能够加快患者的物理恢复,还能够极大地提升他们的心理福祉和生活质量。因此,我们也特别强调了护理工作的人文关怀,希望通过本书传达出护理工作中的温情和关切,让每一位患者都能感受到来自护理人员的支持和鼓励。

在骨科护理的实践中,我们将继续一同探索、了解如何促进患者健康,带领患者走向新的生活。我们相信,无论是对于正在追求专业发展的护理人员,还是对于那些在骨科治疗过程中寻求帮助与支持的患者及其家属,这本书都会是一个宝贵的资源。

最后,感谢每一位在本书的编写中付出努力的人,以及每一位读者的信任和支持。我们希望这本书能够成为您在骨科护理学习和实践道路上的明灯。

编　者

2024 年 5 月

目录

第六篇 围术期护理及管理

第七篇 骨折术后伤口的护理

第八篇　骨科辅助器具的应用

第十一篇 出院及随访管理

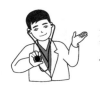

第一篇
骨科相关检查

 骨折后一般会做哪些检查?

首先为了确定您是否骨折及后续确定合适的治疗方案,一般医生会开具以下检查:

(1) X 线检查:X 线检查是最常用的骨折检查方法,能够清晰显示骨折断裂的情况、程度和类型。

(2) CT 检查:如您的骨折较为复杂,为了更精准地评估,必要时候还会进行 CT 检查,CT 检查可以提供更细致的组织结构图像,以便更全面地评估您的损伤情况。

(3) MRI 检查:对于一些软组织损伤或关节内骨折等特殊情况,会对您进行 MRI 检查,MRI 检查可以更准确地判断骨折情况。

此外,如您骨折后需要手术,那么医生还会安排进行必要的神经功能检查、抽血化验、胸部 X 线检查、头颅 MRI 检查、下肢血管超声检查、心电图检查等,以此判断您是否有其他疾病及并发症影响手术,以便于之后能够顺利手术。

骨折患者检查需要家属陪同吗？

在一般情况下，骨折患者的检查需要有家属陪同。首先，因为大部分骨折患者会行动不便及有身体的不适，对于这些患者的移动需要借助轮椅或平车进行，这些转移工具的使用需要在家属陪同下进行操作；其次，家属可以帮助患者在做检查的过程中移动体位及更好地看护患者，特别是一些特殊检查如 MRI 检查，轮椅及平车等金属工具无法进入检查室，对于行动不便的患者需要2 位及以上的家属协同搬运至检查床。

特别需要指出的是，对于高龄骨折患者和未成年患者，为了避免二次跌倒及其他意外造成损伤伤害，需要有家属陪同进行检查，尽到看护和照顾的义务。

 进行 MRI 检查需要注意什么？

在进行 MRI 检查前，您应注意以下几点：

（1）确定您是否可以做 MRI：请仔细阅读 MRI 检查单上的注意事项，确保检查时身上无任何金属物品，同时在检查前如您身上有纹身、节育环、金属牙套、心脏支架、心脏起搏器、金属内植物等情况请一定要及时提前告知医务人员，以便根据实际情况判断您是否可以进行 MRI 检查。

（2）在 MRI 检查中不随意移动，保持体位一致：由于 MRI 检查时间较长，所以在检查过程中，需要您保持安静不随意移动肢体并保持平静呼吸，尽量减少由于移动和大喘气造成的检查扫码成像不准确。

（3）确定 MRI 检查的时间：MRI 检查一般需要预约，务必确认好预约时间准时前往医院检查。

 置入过骨折内植物的患者不能做哪些检查？

对于置入了骨折内植物的患者，根据内植物的材料可能会对部分检查产生影响，以下检查应注意：

（1）MRI 检查：骨折内植物的材料多样，如内植物为传统不锈钢金属材料，患者要注意不可做 MRI 检查；如内植物为钛合金或陶瓷等生物性材料，则可进行 MRI 检查。请您在检查前及时准备好相关病例材料，如出院小结及内植物条码复印件，以便医务人员能够第一时间获得材料信息，避免耽误检查。

（2）CT 检查：由于 CT 检查是三维图像，内植物可能会导致图像产生虚影造成扫描结果不准确。因此，也要及时告知医生相关信息。

因此，如遇到以上检查，请第一时间与医生确认是否可进行，以免耽误您的治疗进程。

为何骨折患者需要检查尿常规、粪常规？

骨折的愈合不单单与您的骨骼相关，所患的其他疾病也会影响骨折的愈合。检查尿常规、粪常规经济简便，可以筛查多种疾病。

（1）尿常规检查：可以帮助医生了解患者的泌尿系统问题，确保患者无尿路感染及肾脏相关疾病，因为尿路感染引起全身感染及肾脏疾病等相关因素影响骨折的愈合。

（2）粪常规检查：可以及时发现患者的消化系统问题，排除胃肠道疾病如消化道出血等，潜在出血疾病会造成患者贫血，延误治疗。

总之，骨折患者进行尿常规、粪常规的检查有助于医生全面了解患者的身体状况，制定更为合适的治疗方案，预防并发症的发生。

 术前术后为什么需要抽血化验？

（1）术前抽血化验的目的：术前的抽血化验一般包括血常规、肝肾功能、电解质、血糖、凝血常规、血型、输血前测试等指标，这些项目是为了让医生更好地掌握您的身体情况，查看您是否有感染、糖尿病、凝血功能异常等情况，以便于为您制定治疗方案，尽快手术。

（2）术后抽血化验的目的：术后抽血化验一般包括血常规、电解质、凝血常规等指标，这些项目是为了查看您术后是否发生感染、贫血、电解质失衡、血栓等异常情况，预防并及时发现术后并发症，积极对症治疗，促进更快康复。

7 骨折患者在术前为何需要拍胸部 X 线片？

（1）排除胸部损伤：如您受伤的同时感到胸腹部不适，拍摄胸部 X 线片可以确定您是否有肋骨骨折、肺部损伤，有助于医生全面了解您的伤情。

（2）全面了解呼吸功能：虽然您骨折部位大多数不与肺相关，但手术麻醉会对您的呼吸功能有所影响，而拍摄胸部 X 线片可以让医生了解您是否合并有肺部感染或肺部肿瘤病灶等情况，以便于医生及麻醉师判断您是否能耐受麻醉。如您已经有肺部相关疾病，医生会再根据您的情况，进一步检查肺功能。

8 骨折术后为何需要再次复查 X 线片？

骨折术后复查 X 线片是判断骨折愈合情况的一种常见检查方法，主要是为了以下目的：

（1）评估骨折复位愈合的情况：通过 X 线片，医生可以对骨折术后的对位情况及愈合情况有所了解,如果发现骨折部分有移位可以及时调整或重新固定,以促进骨折的愈合和减少并发症的发生。

(2)评估治疗效果:骨折手术一般会置入内植物,为了帮助医生确定手术治疗的有效性,医生会要求复查 X 线片,以便作为后期治疗的依据;同样在去除内植物后,医生也会要求复查 X 线片,作为拔钉手术成功的依据。

总之,骨折术后复查 X 线片是非常必要的,这有助于医生全面了解患者的骨折愈合情况和并发症情况,指导后续治疗和康复,促进患者的康复进程。

 骨密度检查需要注意什么?

骨密度检查是一种常见的医学检查,用于评估骨骼的健康状态和预测骨折风险。通常采用双能 X 射线吸收法 DXA 或 CT 测量。此类检查需要注意以下几点:

(1)药物和饮食:在检查前 24 小时内应避免摄入过多钙质及维生素 D 类药物,这些药物对检查会产生影响。

(2)特殊人群:孕期妇女或疑似怀孕妇女应避免进行骨密度检查,以免影响胎儿发育;乳腺癌患者在服用抗雌激素类药物期间骨密度监测数值差异,应及时与医生沟通,避免结果不准确。

(3)金属物件:如您有金属物件存在身上或体内,请及时告知医生,避免对检查结果有影响。

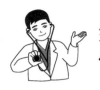

第二篇
骨科常用药物及治疗

10 骨折后哪些药物可以起到消肿作用？

（1）非甾体抗炎药：骨科常用药物，如布洛芬、对乙酰氨基酚、帕瑞昔布等，可以缓解骨折部位周围的炎症反应，减轻疼痛、局部充血和肿胀。

（2）甘露醇：作为一种渗透性利尿剂，可以通过调节体液平衡，减少体液的潴留，促进尿液的排泄，从而起到骨折后肢体消肿的作用。

（3）七叶皂苷钠：一种天然植物中提取的药物成分，通常用于治疗炎症和水肿相关的疾病，它能够提高静脉张力，加快静脉血液回流，促进淋巴回流，从而起到改善微循环和减轻水肿的作用。

需要注意的是，骨折后使用药物消肿应该在医生的指导下进行。除此以外，骨折的消肿还需要您抬高患肢、进行热敷或冷敷、在医生的指导下进行功能锻炼等，以促进血液循环加速肿胀的消退。

11 甘露醇为何要快速输入？

甘露醇是一种渗透性利尿剂,快速静脉滴注可以发挥其渗透性利尿剂的作用,通过增加尿液的排出,迅速消除组织水肿,反之如缓慢静脉滴注则起不到利尿效果。

在快速静脉滴注甘露醇的过程中,您需要注意注射肢体是否出现肿胀疼痛、一旦发现及时告知医护人员,避免药物刺激或外渗引起的不良反应。

存在心肺功能衰竭或电解质紊乱的患者,需要慎用甘露醇注射液,以免导致病情加重,出现不良反应。

12 七叶皂苷钠使用后需要注意什么？

七叶皂苷钠作为一种天然植物中提取的药物成分,在使用后需要注意以下几点:

(1)注射部位疼痛、肿胀:七叶皂苷钠在输注过程中会有一定的刺激性,如注射部位有局部肿胀疼痛现象,可使用毛巾热敷输注部位来缓解疼痛;如输注后出现静脉条索状红痕应当及时停药并使用硫酸镁湿敷治疗,并适当抬高患肢。

(2)过敏反应:该药常见的过敏反应有皮疹或恶心呕吐,一旦出现皮疹及胃肠道不适等过敏反应请及时告知医护人员。

13 输液后渗液部位肿胀疼痛怎么办?

（1）停止输液，更换注射部位：当您发现输液渗出，肢体肿胀，应立即告知医护工作者，予以停止输液，更换注射部位。

（2）抬高注射肢体：渗液部位肿胀应抬高注射肢体促进回流，同时肿胀肢体避免继续输液。

（3）硫酸镁湿敷：可使用硫酸镁湿敷促进渗液的吸收，方法为每日湿敷 15～20 分钟，每日重复 2～3 次。

（4）积极观察渗液部位的症状、肿胀范围及变化，及时与医护人员沟通。

14 骨科疾病是不是都需要使用抗生素?

并非所有骨科疾病都需要使用抗生素。使用抗生素的主要目的是为了治疗细菌感染，而大部分骨科手术均是清洁伤口，只有出现以下这些情况需要使用抗生素：

（1）针对有感染性的骨科疾病：如骨髓炎、化脓性关节炎、开放性创伤等或者骨科手术后感染的预防，医生会评估您的病情并做出对应的决策来使用抗生素。

（2）术后伤口感染：如术后伤口发生感染，医生将会根据具体情况使用对症的抗生素治疗。

15 高血压患者骨折后用药需要注意什么?

(1)与医生沟通:应积极主动与主治医生进行沟通,告知高血压情况及正在接受的高血压治疗方案,以便医生能够针对个体情况做出合理的决策。

(2)控制血压:骨折后,患者可能会接受手术治疗或其他药物治疗,这些都可能对血压产生影响。因此,要确保控制高血压,维持血压稳定,以减少术后并发症的风险。

(3)考虑药物相互作用:某些骨折用药可能与抗高血压药产生相互作用。例如,某些骨折止痛药物可能增加抗高血压药的效果,导致血压过低。因此,务必告知医生正在使用的所有药物,包括处方药、非处方药和补剂。

16 糖尿病患者骨折后用药需要注意什么?

(1)与医生沟通:应积极主动与主治医生进行沟通,告知糖尿病病史及正在接受的糖尿病治疗方案,以便医生能够针对个体情况做出合理的决策。

(2)控制血糖:骨折后,患者可能会接受手术治疗或其他药物治疗,这些都可能对血糖产生影响。但血糖控制不佳,对骨折恢复也不利。确保控制好血糖水平,遵循医生的指导进行血糖监测和调整降血糖药。

（3）考虑药物相互作用：某些骨折用药可能与降血糖药产生相互作用。例如，某些止痛药物可能影响降血糖药的效果，导致血糖升高或降低。患者骨折之后人体会产生一个应激反应，导致代谢增加，从而使血糖升高，而血糖的升高不利于骨折伤口的愈合，增加骨折以后无菌感染的概率。因此，糖尿病患者骨折之后，短期内建议胰岛素治疗。在骨折伤口恢复后血糖控制较佳，可以选择口服的降血糖药，常用的口服降血糖药有胰岛素促分泌剂、胰岛素增敏剂，具体的方案要医生根据实际情况来调整，但比格列酮一般建议少用，因为其有导致骨质疏松的风险，对骨折愈合不利。其他降血糖药可以由内分泌科医生进行调整。

 长期服用阿司匹林、华法林等抗凝药物的患者骨折后需要注意什么？

骨折患者如有长期服用阿司匹林、华法林等抗凝药物的情况需要咨询专科医生，以确定是否需要暂时停止或继续服用这些药物。

（1）阿司匹林具有降低血小板聚集和抗凝作用，可以预防血栓形成。然而，阿司匹林也可能增加出血风险。在骨折手术前，可能需要停用阿司匹林以降低手术出血的风险。但是，在某些情况下，医生可能会决定继续使用阿司匹林，以确保动脉血液的畅通,如患者患有冠心病等心脑血管疾病。

(2) 对于骨折患者,可能需要暂时停用华法林,以避免手术期间出血风险增加。术后,医生会决定是否恢复或调整华法林的剂量。

总之,对于长期使用阿司匹林、华法林等抗凝药物的骨折患者,是否继续服用这些药物,必须与医生进行详细咨询,才能决定是否使用。

18 是否人人都需要服用抗骨质疏松药?

不是每个人都需要服用抗骨质疏松药。医生会根据您的个人情况评估骨质疏松的风险,并根据相关指南制定相应的治疗方案。以下人群更有可能被推荐使用抗骨质疏松药:

(1) 已经被诊断出骨质疏松的人。

(2) 存在明显骨折风险的人(如老年患者或长期使用糖皮质激素的患者)。

(3) 骨密度测试显示存在严重骨质疏松(DXA 检查 T 值≤−2.5)的人。

(4) 其他特殊病因引起的骨质疏松,如绝经后骨质疏松。

医生会根据您的骨密度、骨折风险及可能的不良反应等因素进行综合考虑,制定最适合您的治疗方案。

19 常用的抗骨质疏松药有哪些？

（1）双膦酸盐类药物：如阿仑膦酸钠、利塞膦酸钠等，通过抑制骨吸收细胞的功能来减少骨质丢失。

（2）雌激素类药物：适用于绝经后妇女，包括雌激素（如雌二醇）、选择性雌激素受体调节药（如他莫昔芬）等，能够减缓骨质丢失。

（3）降钙素类药物：如鲑鱼降钙素，通过调节体内钙离子平衡来抑制骨吸收。

其他还有骨形成促进剂、延缓骨吸收因子抑制剂等药物。

这些药物的使用方法、适应证和不良反应都各不相同，需要在医生的指导下合理选择，并遵循医嘱用药。

第三篇
疼痛管理

20 疼痛是什么？

疼痛是由组织损伤或潜在组织损伤引起的不愉快感觉及情感体验，也是机体对有害刺激的一种保护性防御反应。疼痛是一种复杂的生理感受，它可以是轻微的，也可以是强烈的，甚至可能让人难以忍受。

疼痛同时也是许多疾病的伴随症状。疼痛如果不能得到及时有效的处理，将会从身体、心理等多个方面影响患者的健康和疾病的康复，导致其功能受限、生活质量降低、情绪低落，甚至产生心理问题，增加并发症和医疗成本。接受疼痛的评估与治疗是患者的基本人权。

总而言之，疼痛是人类最原始、最普遍、最早体验到的主观感受，它可以影响到我们的日常生活和工作能力。我们应该了解疼痛的类型和处理方法，及时采取措施缓解疼痛，提高生活质量。如果您经常感到疼痛或有无法忍受的疼痛，请及时咨询医生或专业人士。

21 疼痛如何分类？

根据疼痛持续时间，可以分为急性疼痛和慢性疼痛。

（1）急性疼痛：疼痛持续时间小于 1 个月的被称为急性疼痛，持续 1～3 个月的被称为亚急性疼痛。急性疼痛通常是由创伤、手术、疾病或其他突发状况引起的短暂疼痛。这种疼痛可能会让人感到尖锐、剧烈或难以忍受，但通常不会持续太久。常见的急性疼痛包括牙痛、头痛、关节痛和肌肉痛等。

（2）慢性疼痛：疼痛持续时间较长，一般超过 3 个月。慢性疼痛是一种病理性疼痛，这种疼痛可能由身体损伤、神经损伤、心理因素或其他未知因素引起，损害人体健康，降低生活质量。目前普遍认为慢性疼痛是一种疾病，亟须有效的管理和治疗。

总之，疼痛的性质与分类多种多样，患者对疼痛性质的描述是确定疼痛病因的重要参考。如针刺样疼痛、电击样疼痛、麻木、夜间痉挛或烧灼样疼痛多为神经病理性疼痛。波动感或撞击感多提示血管病变。运动时出现锐痛常为肌肉和骨骼的病变。内脏疼痛常表现为绞痛、痉挛痛、钝痛等。风湿性疼痛常为酸胀痛、冷痛、钝痛、刀割样疼痛。不同的疼痛类型需要采取不同的治疗措施来缓解。

22 疼痛有哪些分级方法，通常如何分级？

临床工作中对疼痛的严重程度的评估和判断，需要借助一些专用的量表和工具。以下是常见的疼痛分级方法：

（1）数字等级评定量表（NRS）：将疼痛分为 0～10 个等级，0 表示无痛，10 表示最剧烈的疼痛。患者可以根据自己的疼痛程度在 0～10 之间选择一个数字来描述疼痛程度。这种方法简单易行，适用于大多数患者。根据疼痛对应的数字，将疼痛程度分为：

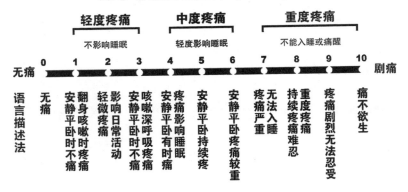

1 级（对应 1～3）：轻度疼痛，平卧时无疼痛，翻身。咳嗽时有轻度疼痛，一般无须用药。

2 级（对应 4～6）：中度疼痛，持续痛，静卧时痛，翻身、咳嗽时加剧，需用镇痛药，影响日常生活。

3级（对应7～10）：重度疼痛，静卧时剧烈，不能忍受，睡眠严重受干扰，对日常生活造成极大的影响，需服用镇痛药。

（2）视觉模拟评分法（VAS）：使用一条长度为10厘米的直线，一端表示无痛，另一端表示最剧烈的疼痛。患者可以在直线上标记自己认为的疼痛程度，然后测量标记点到无痛端的距离，以得出疼痛评分。这种方法直观且易于理解，适用于儿童和无法使用数字分级法的患者。

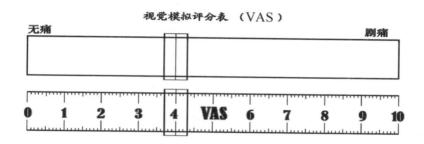

视觉模拟评分表 （VAS）

（3）面部表情量表：使用一系列面部表情来代表不同程度的疼痛，如微笑表示无痛，哭泣表示最剧烈的疼痛。患者可以根据自己的疼痛程度选择相应的面部表情来描述疼痛。这种方法适用于无法使用数字分级法和视觉模拟法的患者，如儿童和认知障碍者。

疼痛的分级方法多种多样，不同的方法适用于不同的患者群体。

面部表情量表

无痛　　　有点痛　　轻微疼痛　　疼痛明显　　疼痛严重　　剧烈痛

23 如何缓解疼痛?

缓解疼痛的方法有很多种,以下是一些常见的方法:

药物治疗:是缓解疼痛的常用方法。对于轻度疼痛,可以使用非甾体抗炎药,如布洛芬、阿司匹林等。对于中度或重度疼痛,需要使用更强的药物,如阿片类镇痛药等。在使用药物治疗时,需要遵循医生的建议,注意药物的不良反应和成瘾性。

物理治疗:可以缓解疼痛和不适感,如热敷、冷敷、按摩、针灸等。这些方法可以促进血液循环、缓解肌肉紧张和减轻炎症反应,从而减轻疼痛。

改变活动方式:对于某些疼痛,改变活动方式或减少活动量可以缓解疼痛。例如,对于关节炎患者,减少关节负担和适当休息可以缓解疼痛。

心理治疗:可以帮助患者应对疼痛带来的心理压力和焦虑,如认知行为疗法、放松训练、心理教育等。心理治疗可以帮助患者更好地管理疼痛,提高生活质量。

生活方式改变:可以缓解一些慢性疼痛,如减轻压力、改善睡眠质量、戒烟限酒等。这些改变可以改善身体状况,提高免疫力,从而缓解疼痛。

手术治疗:对于某些严重的疼痛,手术治疗可能是必要的。例如,对于一些关节病变、脊柱疾病等,手术治疗可以缓解疼痛并恢复关节功能。

总之,缓解疼痛的方法多种多样,需要根据患者的具体情况选择合适的方法。无论使用哪种方法缓解疼痛,需要遵循医生的建议,注意安全和有效性。

世界卫生组织"癌症三阶梯止痛"方案是一种针对癌症患者慢性疼痛的综合治疗计划,旨在通过三个阶段的镇痛治疗来有效控制疼痛。

第一阶段:轻度疼痛。这个阶段适用于轻度疼痛的患者,通常使用非甾体抗炎药,如布洛芬、阿司匹林等。这些药物通过抑制前列腺素合成,达到缓解疼痛和消炎的作用。如果这些药物无法有效缓解疼痛,可以逐渐升级到第二阶段。

第二阶段:中度疼痛。对于中度疼痛的患者,医生通常会使用弱阿片类镇痛药,如可待因、曲马多等,以及非甾体抗炎药如美洛昔康等。这些药物可以更好地缓解疼痛,但可能会产生一定的不良反应,如嗜睡、恶心等。如果疼痛继续加重或无法得到有效控制,可以逐渐升级到第三阶段。

第三阶段:重度疼痛。对于重度疼痛的患者,医生通常会使用强阿片类镇痛药,如吗啡等,以及辅助用药如镇静剂、抗抑郁药等。这些药物可以有效地缓解疼痛,但需要严格控制使用剂量和频率,避免产生成瘾性。

"癌症三阶梯止痛"方案除了药物治疗,还包括心理治疗、生活方式改变等多个方面。在治疗过程中,医生会根据患者的具体情况进行个体化的评估和治疗,确保安全和有效性。同时,患者也需要积极配合医生的治疗建议,按时服药、注意生活方式的调整等。

24 常用的止痛药物有哪些?

止痛药是指可缓解或消除疼痛的药物,在临床中应用广泛。根据药物作用机制和来源的不同,止痛药可分为非甾体抗炎药、阿片类药物、抗抑郁药、抗惊厥药等。下面将介绍其中一些常用的止痛药物。

(1)非甾体抗炎药:是一类具有抗炎、镇痛、解热作用的非激素类药物。广泛用于缓解轻至中度的疼痛,如头痛、关节痛、牙痛等。常见的非甾体抗炎药包括布洛芬、阿司匹林、对乙酰氨基酚等。

(2)阿片类药物:是一类具有强镇痛作用的化合物,主要通过抑制中枢神经系统的疼痛传导通路来缓解疼痛。常用的阿片类药物包括可待因、曲马多等。

(3)抗抑郁药:是一类用于治疗抑郁症的药物,但其中一些药物也可用于缓解疼痛,如三环抗抑郁药和选择性 5 - 羟色胺再摄取抑制剂。

(4)抗惊厥药:是一类具有抗惊厥作用的化合物,可用于缓解疼痛,如卡马西平等。

总之,止痛药物种类繁多,应根据具体病情和医生的建议选择合适的药物。在使用期间,注意观察药物的不良反应和成瘾性,以确保安全有效地缓解疼痛。

25 使用止痛药会不会成瘾?

止痛药成瘾是指对止痛药的强烈渴求和强迫性的药物使用行为。这种渴求和行为会导致生理和心理上的依赖,并且可能会对日常生活和社交活动造成严重影响。止痛药成瘾者可能会不顾身体健康和社交功能而持续使用药物,以获得快感和避免戒断症状。

止痛药成瘾的原因通常包括以下几个方面:

(1)长期、大量、不按医嘱使用药物:止痛药如果长期、大量使用,会使身体对药物产生依赖性,同时也会增加药物在体内的蓄积量,从而增加药物不良反应及成瘾的风险。

(2)心理因素:一些患者在使用止痛药时,可能会有意识地或无意识地试图通过药物来缓解疼痛和其他身体不适,从而产生对药物的渴求和依赖。

(3)生理因素:一些患者可能因为身体原因而对止痛药产生更强烈的生理反应,从而增加成瘾的风险。

为了避免止痛药成瘾,需要注意以下几点:

(1)按医嘱使用药物:在使用止痛药时,应该严格按照医生的建议使用药物,不要随意更改剂量和使用时间。同时,也应该遵循医生的停药建议,逐步减少药物的使用量。止痛药应该只用于缓解疼痛和其他身体不适,不应该长期、大量使用。如果需要长期使用止痛药,应该定期咨询医生的建议,以避免药物蓄积和成瘾的风险。

（2）了解药物的作用和不良反应：在使用止痛药前，应该了解药物的作用和不良反应，以便更好地控制药物的使用量和时间。同时，也应该注意观察身体的反应情况，如有异常反应应及时咨询医生。

（3）寻求其他缓解方法：除了使用止痛药外，还可以通过其他方法缓解疼痛，如物理治疗、按摩、瑜伽等。这些方法可以减少对药物的依赖，降低成瘾风险。

（4）寻求专业帮助：如果发现自己无法控制对止痛药的渴求和行为，已经出现了药物成瘾的症状，应该及时寻求专业的医生或心理医生帮助，他们可以提供相关的心理支持和药物治疗建议。

第四篇
静脉血栓栓塞症

26 什么是静脉血栓栓塞症?

静脉血栓栓塞症(VTE)是人体静脉中的血液不正常地凝结,形成血栓或导致栓塞,阻塞血管而导致的疾病。人体全身各处静脉都可能发生,其中对身体危害较大的是深静脉血栓形成(DVT)和肺血栓栓塞症(PTE)。

深静脉血栓形成是血液在深静脉内不正常凝结引起的静脉回流障碍性疾病。可发生在全身各处,多发生于下肢。

肺血栓栓塞症俗称肺栓塞。深静脉内的血栓从血管壁脱落,随着血液流动到肺动脉,造成阻塞。

静脉血栓栓塞症是最常见心血管疾病之一,其发病率呈逐年上升趋势。

27 深静脉血栓形成有什么危害?

深静脉血栓形成的早期是指发病 30 天内。

此病常发生于下肢,主要表现为患肢突然肿胀、疼痛等,患肢水肿、皮肤温度增高、局部有压痛。发病 1～2 周后,患肢可出现浅静脉显露或扩张。严重情况可表现为患肢极度肿胀、剧痛、皮肤发亮呈青紫色,若未及时处理,可发生休克或皮肤及筋膜坏死。

深静脉血栓形成在发病 30 天后进入慢性期。

最常见的危害为血栓形成后综合征(PTS),主要表现为患肢的沉重、胀痛、静脉曲张、皮肤瘙痒、色素沉着、湿疹等,严重时可出现患肢的高度肿胀、经久不愈的溃疡等。

28 肺血栓栓塞症有什么危害?

肺血栓栓塞症是一种严重的疾病,表现多种多样,容易被忽视,如果不及时诊断和治疗,可能会对患者的生命造成威胁。以下是肺血栓栓塞症的危害:

(1)呼吸困难:肺血栓会导致肺血管堵塞,影响氧气和二氧化碳的交换,从而导致呼吸困难。患者可能会感到胸闷、气促、呼吸急促等。

(2)胸痛:肺血栓栓塞症会导致胸痛,这是因为肺血管堵塞会刺激胸膜,引起胸痛。患者可能会感到胸部刺痛、钝痛或压迫感。

(3)咯血:肺血栓栓塞症会导致肺血管破裂,从而引起咯血。

患者可能会咳出鲜红色的血液，这是肺血栓栓塞症的严重症状之一。

（4）晕厥：肺血栓栓塞症会导致心脏供血不足，从而引起晕厥。患者可能会突然昏倒，失去意识，需要紧急治疗。慢性肺血栓栓塞症可导致慢性血栓栓塞性肺动脉高压，主要表现为呼吸困难、咯血、胸痛、晕厥、咳嗽等，最终可发展为慢性右心衰竭，具有很高的致残率和致死率。

（5）心力衰竭：肺血栓栓塞症会导致心脏负担加重，从而引起心力衰竭。患者可能会出现心脏扩大、心悸、胸闷等症状。

除了以上危害，肺血栓栓塞症还可能导致肺部感染、肺不张、心律失常等并发症。因此，及时诊断和治疗肺血栓栓塞症非常重要。

29 导致静脉血栓形成的因素有哪些？

（1）血流速度缓慢：长时间保持同一姿势，如久坐、长时间卧床等，会导致血流速度减缓，这可能会增加静脉血栓的风险。此外，术后或长期卧床的患者由于活动量减少，也容易引发静脉血栓。

（2）血管壁损伤：血管壁的损伤是形成静脉血栓的重要因素之一。手术、外伤、肿瘤、瘫痪等都可能对血管壁造成损伤。在注射或穿刺等医疗操作中，也可能会对血管壁造成损伤。这些都可能引发静脉血栓。

（3）血液高凝状态：血液高凝状态是指血液中血小板增多或凝血因子合成增多等异常情况，这可能会增加静脉血栓的风险。这种状态可能与某些疾病或药物的使用有关。例如，癌症、糖尿病、肝硬化等疾病，以及长期使用避孕药或非甾体抗炎药等药物都可能使血液处于高凝状态。

（4）其他因素：还有一些其他因素也可能增加静脉血栓的风险，如肥胖、吸烟、遗传因素等。这些因素可能会影响血液的成分或流速，从而增加静脉血栓形成的风险。

30 肺血栓栓塞症主要有哪些症状？

肺血栓栓塞症的主要症状如下：

（1）呼吸困难及气促：这是最常见的症状，通常在活动时出现，并可能随着时间的推移而加重。

（2）胸痛：这种疼痛可能类似于深呼吸时的疼痛或肌肉疼痛，也可能是一种严重的压迫性疼痛。

（3）晕厥：这可能是由于肺动脉栓塞，肺部血流被阻断，无法与空气交换，出现低氧血症，导致大脑缺氧，引起昏厥。

（4）咯血：通常为小量咯血，但也有可能出现大咯血。

（5）其他症状：包括咳嗽、心悸、头晕、恶心、发热等。

如果确诊为肺血栓栓塞症，应积极治疗以避免疾病进展。同时,患者应保持良好的精神状态,改善生活方式,遵医嘱定期到医院复查。

31 引起静脉血栓栓塞症的危险因素有哪些?

我们将静脉血栓栓塞症形成的危险因素分为高、中、低三级。

高危因素:髋部/腿部骨折、髋/膝关节置换术、大型普外科手术、严重创伤、脊柱损伤。

中危因素:充血性心力衰竭、呼吸衰竭、有静脉血栓栓塞症病史或家族史、癌症、化疗、产褥期、使用雌激素药物等。

低危因素:卧床>3 天、长时间不活动、妊娠、肥胖、高龄等。

32 发生静脉血栓栓塞症该如何处理?

静脉血栓栓塞症的治疗方法包括药物治疗、手术治疗和康复治疗等。

(1) 药物治疗:是静脉血栓栓塞症治疗的基础,其主要目的是防止血栓形成和血栓扩大。抗凝药物可以通过抑制凝血系统中的某些成分、干扰凝血过程、降低血液凝固能力,从而达到抗凝效果。常用的抗凝药物包括华法林、利伐沙班等。在接受抗凝治疗期间,患者应严格按照医生的建议使用药物,注意观察身体状况,定期进行检查。

(2)手术治疗:对于一些病情严重的患者,医生可能会建议手术治疗。手术治疗的目的是通过清除血栓、修复血管等方式,改善患者的血液循环,降低并发症的风险。常用的手术治疗方法包括导管介入治疗、外科手术等。在接受手术治疗后,患者应遵循医生的建议,进行康复训练和定期检查。

(3)康复治疗:是静脉血栓栓塞症治疗的重要环节之一,其目的是帮助患者恢复肢体功能,预防并发症的发生。康复治疗包括物理治疗、康复训练等。

(4)注意观察身体状况:在接受治疗期间,患者应密切关注自己的身体状况。如果出现疼痛、肿胀、皮肤发红等症加重的情况,应及时就医并告知医生自己的情况。

33 口服抗凝药物需要注意什么?

口服抗凝药物主要是通过抑制凝血酶或血小板聚集等机制,来延长凝血时间,从而达到预防血栓形成的目的。常用的口服抗凝药物包括华法林、利伐沙班、阿哌沙班等。

在使用口服抗凝药物期间,应注意:

(1)应定期监测凝血功能,以便及时调整药物剂量和预防出血风险。

(2)如需同时使用其他药物,应先咨询医生,以避免药物之间的相互作用导致不良反应或其他风险。

（3）在同时使用其他药物时，应注意观察出血情况和其他不良反应，如有异常应及时就医。

（4）不要随意停药或改变用药剂量，以免影响抗凝效果和增加血栓形成的风险。

（5）应避免自行购买其他药物或接受其他治疗，以免影响抗凝效果和增加出血风险。

（6）应注意饮食调整，避免摄入影响抗凝效果的食物。

（7）应注意定期进行相关检查，以便及时发现和处理不良反应和其他问题。

总之，抗凝药物可以与其他药物同时使用，但需要注意药物之间的相互作用和出血风险。在使用过程中应密切监测凝血功能和其他不良反应，及时调整用药剂量和避免不良反应的发生。如有疑问或出现异常情况，请及时与医生沟通，以免产生不良后果。

34 口服抗凝药物期间发生漏服该如何处理？

口服抗凝药物在预防血栓形成和治疗血栓栓塞性疾病中具有重要作用，但日常生活中，漏服药物很常见，一旦发生漏服的情况，可以采取以下措施：

（1）若您服用华法林期间发生漏服：① 若只漏服一次，并且不超过正常服药时间 4 小时,可以立即补服;超过 4 小时,不必补服。② 如果连续漏服药物多次,咨询医生如何恢复用药,不可自行增加剂量。

(2)新型口服抗凝药物的处理措施不同,以利伐沙班为例,若发生漏服,需分情况补服:① 膝或髋关节置换术患者,若漏服一次,立即补服,并于次日继续每天服用一次。② 深静脉血栓形成和肺栓塞患者,若在剂量 15 毫克每日服用两次的治疗期间(第 1~21 天)发生漏服,患者应立即服用利伐沙班,以确保每日服用剂量 30 毫克利伐沙班;若在 20 毫克每日一次治疗期间(第 22 天及以后)发生漏服,若当日发现应立即补服,次日发现则不必补服。

(3)调整服药时间:如果经常出现漏服的情况,可以考虑调整适合自己的服药时间。

(4)使用提醒工具:可以使用手机、闹钟或其他提醒工具来提醒自己按时服药。

(5)注意饮食和运动:饮食和运动对口服抗凝药物的吸收和代谢有一定影响。在服药期间,应保持规律且稳定的饮食和运动习惯,避免药物吸收不良。

(6)定期检查凝血功能:口服抗凝药物的作用是通过影响凝血系统来达到预防血栓形成的目的。在服药期间,应定期检查凝血功能,以便及时调整药物剂量、预防出血风险。如果发现凝血功能异常或出血倾向,应及时就医。

(7)密切观察身体状况:在漏服抗凝药物后,应密切观察身体状况,特别是要注意是否有出血倾向或血栓栓塞的症状。如果发现异常情况,应及时就医。

（8）寻求医生建议：如果漏服抗凝药物后出现严重的不良反应,应及时咨询医生,医生可能会根据患者的具体情况调整药物剂量或更改治疗方案。

35 使用抗凝药物会出血不止吗?

除了口服抗凝药物,注射抗凝药物也是预防血栓形成和治疗血栓栓塞性疾病的重要手段。

使用抗凝药物后,出血的风险是存在的。这种风险与抗凝药物的种类、剂量、使用时间以及个体差异等因素有关。一些常见的原因可能导致出血风险增加,如同时使用其他药物、肝功能不全、肾功能不全等。在某些情况下,出血可能表现为皮肤瘀斑、牙龈出血、鼻出血、胃肠道出血等,严重时甚至可能发生颅内出血。

为了降低出血风险,使用抗凝药物时应注意以下几点：

（1）遵循医生的建议：医生会根据患者的具体情况和需要制定合适的抗凝治疗方案。患者应严格按照医嘱使用药物,不要随意更改剂量或停药。

（2）定期检查：定期进行血液检查和肝功能、肾功能等检查,以便及时发现并处理可能出现的问题。

（3）避免与其他药物同时使用：在使用抗凝药物期间，应避免与其他可能增加出血风险的药物同时使用，确需使用，请务必咨询医生。

（4）注意观察身体状况：如出现皮肤瘀斑、牙龈出血、鼻出血、胃肠道出血等迹象，应及时就医并调整抗凝药物剂量。

（5）预防措施：在日常生活中，应注意避免外伤、摔跤等可能导致出血的情况发生。

通过以上这些措施，可以降低出血风险并确保治疗效果最大化。使用抗凝药物确实有可能导致出血不止的情况发生，一般都为非大出血，医生已有较丰富的处理经验。

使用抗凝药物期间，一旦出现以下出血症状或体征时，及时到医疗机构就诊，避免发生严重的不良后果：① 疼痛；② 肿胀或不适；③ 咯血、呕血或有咖啡样呕吐物；④ 月经量增多或阴道异常出血；⑤ 尿液呈淡粉色或粪便呈红色或黑色；⑥ 头晕、头疼或虚弱。

36 怎样预防静脉血栓栓塞症的发生？

对于绝大多数骨科患者来说，只要做到积极预防，是可以降低血栓发生概率的。

（1）适当运动：适当的运动可以促进血液循环，减少血液在静脉内凝结的机会。对于长期卧床的患者，应鼓励其进行床上运动,如踝泵运动等。

（2）饮食调整：饮食中应增加水果和蔬菜的摄入量,减少高脂肪、高胆固醇食物的摄入量,以降低血液黏稠度,减少血栓形成的风险。

（3）保持水分摄入充足：充足的水分摄入有助于维持血液的正常循环,减少血栓形成的风险。建议每天饮水量不少于 2 000 毫升。

（4）戒烟限酒：吸烟和饮酒都可能增加血液黏稠度,增加血栓形成的风险,因此应积极戒烟限酒。

（5）定期检查：定期进行血液检查和超声检查等,有助于及时发现并治疗潜在的血管疾病,预防静脉血栓栓塞症的发生。

（6）佩戴医用弹力袜：对于长时间站立或坐着的患者,可以佩戴医用弹力袜,以促进下肢血液循环,减少血栓形成的风险。

（7）药物预防：对于高风险人群,医生可能会建议使用药物预防静脉血栓栓塞症的发生。这些药物通常包括抗凝剂和溶栓剂等。

37 如何规范进行踝泵运动?

在情况许可的情况下,鼓励卧床者早下床活动,是预防下肢深静脉血栓形成的最有效措施。对于骨科患者,规范进行踝泵运动能有效预防血栓形成。

踝泵运动是一种简单的运动方式,通过踝关节的活动来促进下肢的血液循环,增加血液流动速度,从而改善下肢血液循环,促进新陈代谢。踝泵运动主要利用小腿三头肌与胫骨前肌。在勾脚尖时,血液和淋巴液被挤压回流;在脚尖向下绷直时,新鲜的血液重新流入,有效减少血液潴留在下肢。

踝泵运动包括两个动作:踝关节屈伸运动、踝关节环绕运动。

踝关节屈伸运动:在无痛感或微微疼痛的范围内,最大限度地向上勾脚尖,让脚尖朝向自己,保持3~5秒,再最大限度向下绷脚尖,保持3~5秒,以上动作为一组。双腿可交替或同时进行。每天3~4次,每次20~30组。

踝关节环绕运动:以踝关节为中心做踝关节360°环绕。运动频次可根据患者的活动耐受能力适当调整。

在踝泵运动过程中,应注意不要过度用力或过度伸展,以免造成不适或受伤。同时,应根据个人情况选择适当的运动强度和时间,以获得最佳效果。

第五篇
骨科患者的营养支持

38 骨科术前需要禁食禁水多久?

禁食可以减少胃肠道的负担,避免手术过程中出现呕吐、误吸等问题。禁水则可以减少手术过程中出现胃内容物反流的可能性,保障患者的安全。术前禁食禁水时间取决于手术类型、医生的医嘱及患者情况。一般来说,手术前的禁食禁水时间如下:

(1)清澈液体禁食:在手术前 4 小时内,禁止饮用清澈液体,包括水、茶、咖啡(无奶无糖)、果汁(不含果肉)等。

(2)固体食物禁食:在手术前 8 小时内,禁止食用固体食物,包括主食、蔬菜、水果、面包、肉类等。

需要注意的是,这些只是一般建议,在具体手术前会根据患者的情况和医生的要求进行调整。

有些特殊情况下,如婴儿或孕妇,可能需要根据具体情况进行特别调整。糖尿病患者在大多数情况下,需要禁食 12 小时以上,禁水 4 小时以上。这是因为糖尿病患者需要控制血糖水平,避免在手术过程中出现高血糖或者低血糖的情况。无须禁食禁水的短小局部麻醉手术可保留口服降血糖药,其他手术当日停用口服降血糖药和非胰岛素注射剂;磺酰脲类和格列奈类药物术前停用 24 小时;肾功能不全或使用静脉造影剂的患者术前停用二甲双胍 24～48 小时。停药期间使用常规胰岛素控制血糖。

39 骨科术后需要营养支持吗?

是的,骨科术后需要适当的营养支持来促进伤口愈合和康复。

手术过程可能会导致一定程度的组织破坏和炎症,因此身体需要额外的营养来支持修复过程,包括蛋白质、钙、维生素 D、抗氧化剂(柑橘类水果、红椒、坚果)、植物油、ω‐3 脂肪酸(三文鱼、沙丁鱼、鳕鱼、亚麻籽、核桃和芝麻)、充足的水分,还应注意摄入其他维生素和矿物质,如维生素 K、维生素 B_{12}、锌、铁和镁等。它们在骨折愈合和细胞代谢中都扮演着重要角色。

40 骨折术后患者为什么要戒酒?

第一,酒精会影响骨细胞的正常代谢,抑制骨细胞的再生和修复能力,进而延缓骨折的康复进程。第二,骨折术后,患者可能会服用一些药物用于镇痛、消炎和促进骨愈合。然而,酒精与某些药物相互作用,可能导致药物效果降低或产生不良反应。第三,酒精对免疫系统有抑制作用,使患者术后更容易出现感染和并发症,如伤口感染和骨髓炎等。第四,长期饮酒会导致骨质疏松症,增加骨折的风险。骨折术后戒酒有助于阻止骨质疏松的进一步发展。第五,酒精对心血管系统有负面影响,可能导致血液循环不良和并发症的发生。

 41 骨折术后要避免哪些不良饮食行为?

（1）避免大量食用肉骨头。这些食物中含有较多的磷、钙,若骨折患者术后大量摄取,则会导致骨质内无机质成分增高,影响骨基质内有机质和无机质的比例。一旦比例失调,将不利于骨折的早期愈合。

（2）避免食用高糖食物。因为摄取大量糖分后会快速代谢,产生代谢的中间物质。而机体为了防止血液的 pH 下降,会调动体内的钙、镁、钠等离子来起中和作用。大量钙被消耗影响患者骨折的愈合。同时,摄入糖分过多会加速细胞的老化,促进细胞衰老。

（3）避免大量食用花生。骨折患者大多有淤血、血肿的症状,花生中含有促凝血因子,会加重症状。

42 喝骨头汤是不是可以补钙?

　　骨头汤可以提供一定的钙质,但它不是优良的补钙来源。第一,骨头汤中的钙含量相对较低。第二,人体对骨头汤中钙的吸收和利用受到多种因素的影响。例如,食物中的草酸、磷酸盐等成分可能会影响钙的吸收和利用。第三,肉、骨头中含有磷、钙,骨折患者大量摄取,则会导致骨质内无机质成分增高从而影响骨基质内有机质和无机质的比例,不利于骨折的早期愈合。此外,如果人体缺乏维生素 D,也会影响钙的吸收和利用。因此,仅依靠骨头汤来满足身体对钙的需求是不够的。我们还应该通过食用富含钙的食物(如奶类、豆制品、绿叶蔬菜等)来摄取足够的钙。

43 骨科手术后可以喝牛奶吗?

　　牛奶富含钙、磷、钾,所含蛋白质和钙易于吸收,有助于受损骨骼的修复和愈合,是骨折患者最好的食物。因此,患者在术后可以适量地喝牛奶。

　　对于骨折手术后的患者,由于麻醉等原因,胃肠道功能可能会受到影响,因此需要在医生的指导下进行饮食。在喝牛奶时也需要避免空腹饮用,以免刺激胃肠道。另外,骨科手术后患者需要卧床休息一段时间,活动量减少可能导致便秘等。因此,在喝牛奶时需要注意适量，避免过量饮用导致腹胀、腹泻等不适症状。

对于乳糖不耐受或过敏的患者，需要避免喝牛奶。因为牛奶中含有的乳糖和蛋白质可能引起过敏或消化不良等。

骨折合并糖尿病的患者术后如何补充营养？

（1）患者应多食用谷类食物，如燕麦片、荞麦面、小米等，做好粗粮和细粮的合理饮食搭配。

（2）多食用优质蛋白质，如奶制品、精瘦猪肉、牛肉、鸡蛋、鱼等。

（3）增加钙和维生素 D 的摄入，如奶制品、鱼虾类等。

（4）少吃煎炸爆炒食物，以炖、煮、蒸为主。

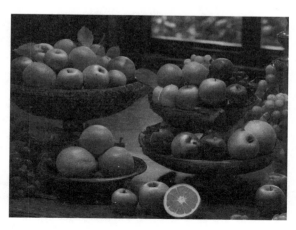

高膳食纤维食物

（5）摄入高膳食纤维食物，有利于避免餐后血糖数值快速上升，是有效控制 2 型糖尿病的重要方式。同时，由于膳食纤维能够促进肠道更好地吸收水分，进而软化粪便，对患者的肠蠕动起到了良好的刺激作用，促进粪便排出，可以有效预防骨折患者因长期卧床而出现便秘的不良症状。

（6）在病情尚未完全康复前，患者不可食用糖果、糕点、蜂蜜、龙眼等含糖量高的食物。

 骨折合并肿瘤的患者术后如何补充营养？

（1）摄取含有丰富的蛋白质、氨基酸、维生素的食物。

（2）多食用有清热解毒功效的食物，如绿豆、赤小豆、冬瓜、西瓜等。

（3）忌烟、酒，忌辛辣刺激性食物，如葱、蒜、姜、花椒、辣椒、桂皮等。忌肥腻食物。

（4）避免食用腌制、烟熏、火烤、油煎食物。注意饮食安全，避免食用发霉食物。

 吃钙片可以预防骨折吗？

钙片可以作为一种辅助手段来补充身体所需的钙，从而有助于维持骨骼健康。然而,仅仅依靠钙片来预防骨折是不够的,其他因素也需要被考虑。人体中的钙元素是促进成骨细胞生长和发育的重要物质。但是在中年以后,钙吸收的减弱导致钙元素来源不足,使人体的骨骼变脆、硬度降低,适当地补钙能增强骨密度,有效地减缓老年性骨质疏松症的出现,减少压缩性骨折的发生。因此,吃钙片可以作为一种补充方式来增加身体的钙摄入量,但并不能单独使用来预防骨折。

第六篇
围术期护理及管理

47 脊髓麻醉与全身麻醉术后体位摆放有何不同？

脊髓麻醉简称为脊麻，又称腰麻。全身麻醉简称全麻。

脊麻术后和全麻术后体位安置有以下不同之处：

（1）脊麻术后体位摆放：脊麻是将局部麻醉药注入蛛网膜下腔的麻醉方法，术后患者会有肢体麻木的感觉，通常情况下脊麻后的患者需要保持去枕平卧位6～8小时，避免过早坐起或站立。这是为了避免头晕、恶心等不良反应，并减轻脊髓压力。

（2）全麻术后体位摆放：全麻术后患者的头部通常要稍微抬高，以促进呼吸通畅和血液循环，头偏向一侧以防止呕吐物误吸入气管，同时要注意保暖。

需要注意的是，具体的体位要求可能会因手术类型、个体差异和医生的指导而有所不同。

48 上肢骨折手术后患肢需要一直悬吊抬高吗？

上肢骨折手术后患肢通常需要暂时悬吊。术后悬吊患肢有利于：

（1）减轻患肢的重力、压力：通过悬吊患肢可以减轻患肢的重力负荷，帮助减少骨折部位的拉力和压力，有助于骨折恢复和伤口愈合。

（2）保持骨折稳定：悬吊可以帮助保持骨折部位的稳定性，避免不必要的移动和扭曲，有助于骨折愈合。

（3）减少肿胀和疼痛：悬吊可以促进淋巴液和血液的循环，减少患肢的肿胀和疼痛，提高患者的舒适度。

一般来说，术后悬吊会持续数天至数周不等，具体时间会根据骨折的类型、位置和严重程度来确定。悬吊的方式可以使用吊带或上肢固定支具等，具体使用哪种方式也需要根据患者的情况和医生的指导来决定。同时，悬吊后应注意保持上肢的活动和功能锻炼。

49 为何下肢骨折术后需要抬高患肢？

下肢骨折术后，为了减少肿胀和促进血液循环，可以将患者的患肢抬高。抬高患肢的角度取决于患者的情况和医生的建议。一般来说，可以尝试将患者的患肢抬高 10°～30°。

抬高患肢有利于：

（1）减轻肿胀：通过抬高患肢，可以帮助减少由于重力引起的液体积聚在受伤部位，从而减轻肿胀和疼痛。

（2）促进血液循环：抬高患肢有助于改善血液循环，减少静脉回流障碍，预防深静脉血栓形成。

（3）改善舒适度：抬高患肢可以缓解压力，提高患者的舒适度。

对于某些患者来说，可能需要更大的抬高角度或者在不同时间段内调整抬高角度。因此，在抬高患肢之前，最好咨询医生或护士，以获取个性化的护理建议。

50 下肢骨折患者抬高患肢的方法有哪些？

下肢骨折患者抬高患肢的方式有很多种，可以根据患者的具体情况选择适合的方法。以下是一些常用的方式：

（1）枕头法：患者可以躺在床上，将枕头垫在脚下方，使脚保持抬高的姿势。

（2）床垫法：在床上放置一个稳固的坚硬床垫或折叠床板，然后将患者的下肢放在床垫上抬高。

（3）抬腿器：使用专门设计的抬腿器，将患者的下肢抬高。抬腿器通常是一个带有支撑架的设备，可调节角度，可以满足患者的抬高需求。

（4）抬高椅：患者可以坐在抬高椅上，将脚放在支撑架上，抬高下肢。抬高椅通常可以调整高度和角度，以适应不同的患者需求。

以上方法仅供参考，实际使用时应根据患者的情况和医生的建议进行选择。无论采用哪种方法,都要确保患者的舒适度和安全性,并避免任何可能增加骨折部位压力的动作或姿势。

 下肢骨折患者如何在床上排便、排尿?

将患者的身体移动到便器旁边,便器从健侧肢体侧放入,注意避免对受伤的下肢施加过多压力,确保便器稳定地放置在适当的位置上。在帮助患者使用便器时,务必确保床边有扶手或者床栏,避免患者滑动或倾倒。根据患者的需求,帮助他们调整坐姿或半坐姿。在可能的情况下,让患者的脚能够保持平稳支撑。在帮助患者使用便器时,注意将围帘围起,保护患者隐私。

52 股骨颈骨折术后肢体如何摆放?

患者在股骨颈骨折术后卧床期间,体位摆放应注意:

(1)下肢抬高,膝关节稍屈曲:应将手术侧的下肢保持抬高并高于心脏水平,促进下肢血液回流,同时在膝下垫软枕,膝关节稍屈曲,这有助于减轻下肢静脉血液回流受阻和深静脉血栓形成的风险。

(2)平卧位应保持下肢外展中立位:手术侧的下肢放在外旋

位,应避免手术侧下肢与非手术侧下肢交叉,以防髋关节脱位或其他并发症的发生。可遵医嘱穿戴"丁"字鞋固定,防止患侧肢体内收、内旋。

(3)翻身体位:翻身时候,两腿间应夹一软枕,避免两腿过度交叉,患肢内旋、内收。在协助股骨颈骨折术后的患者翻身时需要注意以下几点:① 事前准备:与患者协调好动作,给予时间做好准备。在翻身之前,确保床位稳定,锁好床轮。确保床边有扶手或者床栏,以防止患者掉下床。② 采用正确的翻身技术:通常是将患者先侧卧,健侧肢体在下,患侧肢体在上,然后将下肢和上肢一起向另一侧移动。注意要避免对手术部位施加过多的压力。③ 工具辅助:患者翻身侧卧时,将床上的垫子、毯子或枕头垫在患者的背部,以提供一些额外的支撑和舒适度。

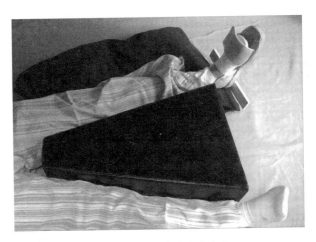

平卧位保持下肢外展中立位

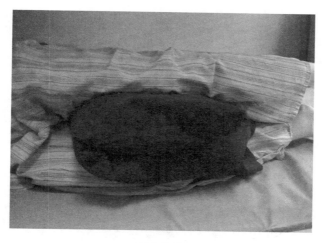

翻身体位

53 髋关节置换的患者哪些动作不可以做？

髋关节置换术后,患者需要注意避免以下动作,防止对关节造成过度压力或损伤:

(1)高冲击运动:避免从事高冲击性的运动,如跳跃、奔跑、篮球、足球等,因为这些活动会给关节带来较大的压力和冲击。

(2)长时间保持同一姿势:长时间固定在同一姿势或长时间保持下蹲或屈曲等不稳定姿势可能会给关节带来额外的压力。

(3)扭转关节的活动:避免过度扭转关节的动作,如旋转腰部、深蹲、跷二郎腿等动作。

(4)突然强拉关节的动作:防止突然用力拉扯关节,以免引起关节脱位或损伤。

（5）强烈挫伤关节的活动：避免参与剧烈的碰撞或摔跤类运动，以减少关节受到强烈挫伤的风险。

需要注意的是，随着术后逐渐康复，医生或康复专家可能会根据患者的具体情况逐步允许某些动作和活动。因此，在进行任何新的活动之前，最好咨询医生或康复专家的指导。

54 术后进食时，床头高度多少合适？

骨折术后患者在进食时，床头的高度可以根据患者的舒适程度来调整。一般来说，床头可摇高 30°～45° 是比较适合的角度。

摇高床头有以下几个好处：

（1）有利于患者吞咽和消化：将床头摇高可以使食物更顺利地通过食管，减少食物逆流和窒息的风险。

（2）减轻胸腔压力：摇高床头可以减少腹部对胸腔的压迫，使患者呼吸更加顺畅。

（3）增加患者的舒适度：摇高床头可以让患者更加舒适地进食，减少呕吐或不适感。

一些患者可能会因为手术部位或其他原因而无法耐受床头摇高，或者需要特殊的护理措施。因此，在摇高床头之前，最好咨询医生或护士的意见，以确保患者的安全。

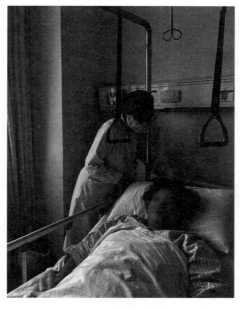

床头抬高

55 如何安全搬运骨折患者?

搬运骨折患者需要注意:

(1)足够的人力:搬运骨折患者通常需要至少两个人的帮助。在搬运过程中,确保有足够的人力支持,以减轻患者体重负担并提供额外的稳定性。

(2)使用正确的搬运方法:具体的搬运方法将根据骨折的类型和位置而定。一般来说,可以使用担架运送法、平车运送法等。避免使用直接压力或扭转患者的肢体。

（3）稳定骨折部位：在搬运过程中，尽量保持患者骨折部位的稳定性。可以使用软垫或护垫来填充和支撑骨折部位，或者佩戴好固定肢体的支具，以减轻震动和移位的风险。

（4）小心谨慎：在搬运患者时，尽量保持骨折端肢体平稳移位，避免任何突然的动作或移动加重骨折断端移位。

56 骨折患者手术后下地为何会感到头晕？

骨折术后患者下地头晕的原因主要如下：

（1）麻醉药物的影响：手术过程中使用的麻醉药物可能仍然会在体内起作用，尤其是如果麻醉药还没有完全排出体外。这些药物可以导致血压下降和血管扩张，从而导致头晕的感觉。

（2）低血压：手术后，一些患者可能会出现低血压。这可能是因为手术期间失血过多，或者由于手术导致了血容量的改变。低血压会导致脑部供血不足，从而引起头晕。

（3）睡眠不足或药物的不良反应：手术后，患者可能经历睡眠不足或服用药物（如止痛药）的不良反应。这些都可以导致疲劳和头晕。

（4）体位变化：手术后，患者通常需要较长时间卧床休息。当他们突然站起来或改变体位时，血液会集中在下肢，导致血压下降，引起头晕。

如果患者在手术后出现头晕，建议采取以下措施：

（1）慢慢起床：患者应该缓慢地从卧位转至坐位，然后再慢慢站立起来，给予身体适应的时间。

（2）补充液体：如果低血压是导致头晕的主要原因，医生可能会建议给患者补充适量的液体，以增加血容量和血压。

（3）观察状况：医护人员应密切观察患者的状况，包括血压、心率和其他症状。如果头晕持续或加重，需要进一步评估可能的原因，并采取相应的措施。

（4）调整药物：如果头晕是由某些药物引起的不良反应，医生可能会调整药物剂量或更换其他药物来减轻不适。

总之，手术后患者下床时出现头晕可能是多种原因导致的，包括麻醉药物的影响、低血压、睡眠不足或药物的不良反应以及体位变化。对于患者出现头晕的情况，建议患者缓慢起床、补充适量的液体，并密切观察患者的状况，如果需要，可以调整药物或进行进一步评估。最重要的是，在这种情况下及时向医护人员报告，以便得到正确的处理和指导。

57 骨折患者下地活动前需要做些什么准备？

经医生允许可下地活动前，应做以下准备：

（1）评估：首先，医护人员应对患者进行全面的评估，包括骨折的类型和严重程度、患者的疼痛水平、是否存在其他伤害或并发症等。只有在确认患者状况稳定、没有明显的并发症时才能考虑下地活动。

（2）疼痛控制：确保患者的疼痛能得到有效控制。

（3）辅助设备：提供合适的辅助设备，如助行器、拐杖或轮椅，以帮助患者行走并分散部分身体重量。

（4）技巧指导：医护人员应向患者提供正确的姿势和动作指导，以避免进一步伤害或加重骨折。

（5）安全措施：确保床边、过道和浴室等区域的安全。例如，清除障碍物，使用防滑垫等，以减少患者摔倒的风险。

（6）监护：在患者下床时，最好有家属在旁边提供监护和支持，以确保患者的安全，并在需要时提供帮助。

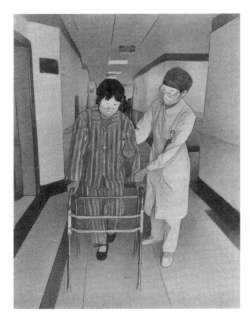

辅助行走

骨肿瘤患者如何预防术后病理性骨折?

对于骨肿瘤患者来说,预防术后病理性骨折是非常重要的。

(1)营养均衡:保证充足的摄入钙、维生素 D 和蛋白质,这些营养素对于骨骼健康非常重要。

(2)定期进行骨密度检查:骨密度检查可以帮助评估骨质状况和骨折风险,对于骨肿瘤患者尤为重要。

(3)定期进行体育锻炼:适量的体育锻炼有助于维持骨骼健康,提高骨密度和肌肉力量。骨肿瘤患者可以根据医生的建议选择适合自己的锻炼方式,比如散步、游泳、瑜伽等。

(4)注意防摔和防跌:骨肿瘤患者在日常生活中应注意防摔和防跌,减少骨折的风险。

第七篇
骨折术后伤口的护理

59 行骨牵引术后，牵引针眼伤口需要注意些什么？

骨牵引术是一种常见的处理骨折或其他骨骼问题的治疗方法。它通过施加拉力来对断裂或错位的骨头进行牵引，帮助其恢复正确位置和稳定性，在骨牵引术后对于产生的牵引针眼伤口应注意以下几点：

（1）检查针眼处伤口有无感染：如针眼处出现红肿、渗液、疼痛，以及局部发热，应考虑针眼伤口感染，应及时告知医护人员，进行对症消炎处理。

（2）创面保护：针眼处伤口使用无菌敷料及纱布进行覆盖，避免用手直接接触伤口，如敷料脱落或渗血请及时告知医护人员。

（3）妥善固定牵引针：牵引针周围不得悬挂重物或随意用力拔插，避免牵引针移位及弯折影响牵引有效进行。

60 外固定支架术后伤口需要注意些什么？

外固定支架是一种用于治疗骨折、关节脱位、软组织损伤等骨骼系统疾病的治疗设备。它通过在患处施加支撑和固定力来稳定骨骼，并促进恢复。外固定支架术后的伤口需要注意以下几点：

（1）注意观察外固定支架术后伤口有无感染：如伤口出血肿胀、渗血或渗液增多，周围皮肤变红、发热，提示有感染的可能，应及时告知医护人员。

（2）确保支架的稳定性：不得随意用力搬动支架或在支架上悬挂重物，确保支架的稳定性，避免外固定支架松动或变形。

（3）遵循医生的康复方案：遵医嘱进行适当的康复理疗及肌肉舒张收缩活动，避免出现其他并发症，如肌肉萎缩或下肢静脉血栓的形成。

61 取内固定装置术后需要注意什么？

（1）遵循医生的建议：在取内固定装置之前，医生会给予一些具体的建议和指导。患者需要遵循医生的建议，包括了解术前准备、术后护理、饮食调整等。

（2）关注伤口情况：在术后的几天内，患者需要密切关注伤口的情况，包括伤口愈合情况，是否有红肿、疼痛等症状。如果发现有异常情况,需要及时告诉医生。

（3）避免剧烈运动：在取内固定装置后的一段时间内,患者需要避免剧烈运动,以免影响伤口的愈合和恢复。可以适当进行一些轻度的活动,如散步、慢跑等。

（4）注意饮食调整：在术后的一段时间内,患者需要注意饮食调整,多吃富含蛋白质和维生素的食物,如瘦肉、鱼、蛋、蔬菜等,以促进伤口的愈合和身体的恢复。

（5）定期随访：在取内固定装置后,患者需要定期到医院进行随访,以便及时了解伤口的愈合情况和身体的恢复情况。医生会根据具体情况给予一些具体的建议和指导。

62 术后当天伤口为何需要包裹得特别严实、特别厚?

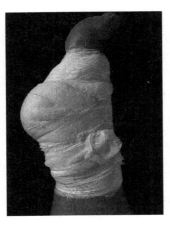

伤口加压包扎

术后当天伤口需要包裹严实及包裹加厚主要是考虑以下几点：

（1）控制血液渗出：术后伤口可能有渗血或出血的情况,加强对伤口的包扎可以帮助吸收和控制血液渗出,防止血液污染和外部污染。

（2）保护伤口：包裹严实可以起到固定伤口的作用,防止异物及外界的摩擦和撞击,有助于保护伤口及周围组织。需要注意的是,通常在术后第二天到一周内医生会逐渐减少敷料的层数,以便观察伤口的情况和及时处理伤口,请遵循医生的建议和指导来确保伤口愈合。

63 术后伤口出血了怎么办?

术后伤口出血了,患者首先应保持冷静,及时告知医护人员,同时应做到:

（1）抬高患肢,使其高于心脏水平,减小血液流向伤口的压力。

（2）遵医护指导处理伤口：可选用沙袋加压或遵医嘱使用冰袋进行局部冷敷,促进血管收缩减少出血,不得随意使用衣服和被套进行止血包扎处理。

（3）伤口敷料的更换：医护人员会根据患者的出血情况进行伤口敷料的更换及包扎,值得注意的是部分术后伤口出血是因为放置了引流条,用来引流淤血,医务人员会密切观察伤口的出血量及范围及时处理。

64 为何有些骨折患者术后需要引流管引流或负压引流?

骨折术后引流管引流和负压引流是常见的外科手术后处理方式,常用于开放性骨折、复杂骨折、创伤性伤口,它能起到以下作用：

（1）确保伤口的清洁：引流管及负压引流能够帮助伤口排除淤血和渗出，保持伤口的清洁。

（2）促进伤口愈合：一定的负压吸引可以增加血液的循环和氧气供应，促进伤口的新生血管生长，加速伤口愈合过程。

特别需要注意的是，术后伤口引流需要妥善固定，不可高于伤口水平，防止逆行感染，进行功能锻炼时要小心避免引流管脱出。

65 伤口负压引流时仍有液体渗出敷料外该怎么办？

发现伤口负压引流时仍有液体渗出敷料外，请保持肢体放松，不要随意移动，并告知医护人员前来检查是否出现以下情况：

（1）检查负压引流装置是否正常工作，是否存在漏气及负压吸引力过小等问题。

（2）伤口敷料覆盖是否正确，如敷料未紧密贴合，部分渗液将漏出。

（3）肢体摆放是否正确。查看患者的配合度，是否过度活动导致肢体摆放异常，造成负压吸引装置脱离。

66 伤口负压引流后为何没有渗液被引流出？

当患者伤口在负压吸引后没有渗液被引流出，不必过于紧

张,可及时告知医务工作人员前来检查,排除以下情况:

(1)负压引流装置工作是否有效进行:是否存在负压吸引力过小或有漏气情况发生,从而引起伤口的液体积聚造成渗液无法被引出。

(2)是否存在伤口严重肿胀感染,造成渗液淤积在伤口:当伤口有严重感染时,会发生渗液淤积无法有效引流的情况,应引起重视。

如经医护人员检查后以上两种情况均无,一般而言渗液引流减少说明伤口没有过多的淤血和渗出,趋向愈合状态,不必过多紧张和担心。

 骨折后为何肢体会有水疱出现?

骨折后肢体出现水疱主要考虑以下原因:

(1)骨折后的软组织损伤:当骨折发生后,骨折部分周围软组织的损伤会造成血管破裂和血液淤积在皮肤下,从而形成水疱。

(2)包扎过紧:在骨折固定过程中,一般会使用石膏或医用固定支架进行固定,防止骨折断端移

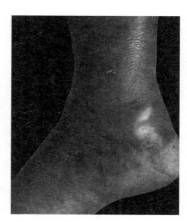

骨折造成肿胀,局部水疱

位。在使用支架或石膏固定包扎过程中,如包扎过紧会造成皮肤组织充满血浆,从而形成水疱。

(3)肢体过度肿胀:骨折后由于局部组织间隙变窄压迫周围皮肤和组织,促使液体由压力更低的组织间隙渗出形成水疱。

值得注意的是,骨折后一旦水疱形成,请一定要及时告知医护人员,予以对症处理,请勿挤压并私自包扎,以免造成感染或皮肤坏死。

68 骨折后肢体出现水疱需要怎么处理?

骨折后肢体出现水疱需要积极配合医护人员进行处理:

(1)抬高患肢:使患肢高于心脏水平,促进肢体消肿,组织液回流。

(2)不得随意挤破水疱:尽量避免挤破水疱,减少细菌感染的风险,如水疱不慎破裂,请告知医护人员对此进行消毒处理。

(3)使用消肿药物:遵医嘱合理使用消肿药物,促进患肢消肿。

需要注意的是,医护人员会根据患者情况及时评估并调整治疗方案,如对过大水疱进行抽吸渗液处理等,请患者积极配合。

骨折术后伤口一般何时拆线?

手术后根据伤口的愈合情况及手术部位决定拆线的时间。

无感染的手术伤口术后拆线时间:身体四肢及末关节术后14 天。

手术后应按医生要求定期换药,并由医生来判断是否能拆线。当有伤口愈合不良或者伤口感染时,可能需要提前拆线或者延长拆线时间,更甚者需要再次缝合。

 术后发现伤口处有异物怎么办?

如果术后发现伤口有异物,需要及时告知医生,医生会根据异物的大小、位置和性质,采取不同的处理方法,一般处理流程如下:

(1)异物较小:异物可能为缝线线头或者纱布敷料的线头,医生会尝试用镊子或钳子将其取出。

(2)异物较大:常表现为实施骨折内固定术后皮肤组织无异常,经一段时间后皮肤组织异常疼痛能按压到硬物,严重的出现固定针外露,这种情况常因为内植物随着活动发生松动从而顶出皮肤所致,如患者发现此种异常请一定要联系医生,并通过手术或其他治疗方法来解决这个问题。

总而言之,一旦发现伤口有异物,请勿私自处理,以免感染及影响医生的判断。应及时就诊,妥善解决。

 术后伤口愈合期间需要注意些什么?

(1)定时定期换药:保持伤口清洁,发现渗血、渗液过多及时就诊,伤口无特殊情况应保证间隔2~4天换药一次至愈合,不可自行换药或者不换药,避免增加伤口感染风险。

(2)补充营养,提高免疫力:及时补充高蛋白、高维生素、矿物质饮食。

(3)戒烟戒酒:保持身体正常的血液循环,避免烟酒刺激收缩血管。

(4)勤换洗衣服,掌握穿脱衣技巧:患者应勤换洗衣服。脱衣裤顺序为先脱无伤口一侧再脱有伤口一侧;穿衣裤顺序为先穿有伤口一侧再穿无伤口一侧。

(5)体位管理:注意有伤口侧的肢体在变换体位如翻身坐起时应活动缓慢,避免伤口裂开,夜间休息应注意保护伤口,避免受压。

 伤口感染有何表现? 如何进行预防?

术后伤口感染常表现为伤口的红、肿、热、痛。

红：伤口周围皮肤发红。

肿：伤口肿胀，组织异常隆起。

热：伤口局部皮肤发热，比正常皮肤处温度高。

痛：伤口局部疼痛。

除此以外，有些细菌造成的伤口感染会有特殊的异味，比如粪便臭味、甜腥味、腐臭味等。有些老年患者嗅觉减退，有异味时不能及时发现。

当伤口较大或者感染严重时还会引起全身的感染反应，包括发热、寒战及呼吸困难、脉搏细速等一系列感染性休克表现。

患者应时刻关注伤口有无异常，一旦出现以上症状应及时到医院就诊，由医生或专业人员来进行处理。

预防伤口感染需要做好以下几点：

（1）养成良好的卫生习惯：患者及照顾者应注意保持个人卫生，每日换洗衣服及擦身，不去人群聚集场所，外出做好防护，戴口罩，勤洗手。

（2）保持伤口清洁，不过于潮湿：在伤口未愈合前坚持按照医生要求到门诊换药，发现渗血渗液过多及时就诊，防止细菌及污染物进入伤口。如洗澡时应避免伤口潮湿，做好防水措施，可使用隔水薄膜、防水敷料等。

（3）尽量保护好伤口：在伤口未愈合前，尽量避免伤口受到压迫与撞击，避免伤口开裂，同时注意不要频繁揭开敷料触摸伤口，以免污染伤口。

（4）保证充足营养，增强抵抗力：为了促进伤口的愈合，多食用高维生素、高蛋白食物，提高患者的免疫力。

（5）糖尿病患者控制好血糖：做到每天4次血糖监测，按时服药，控制好血糖。一旦发现血糖过高或不稳定，请到内分泌门诊就医，及时做好调整，因细菌易在高血糖环境繁殖，避免因血糖控制不佳造成伤口感染。

73 术后居家时发现伤口感染如何紧急处理？

（1）浅表的手术切口感染：发现浅表伤口有感染表现，若仅仅为红肿，可使用酒精纱布湿敷，或使用碘伏消毒，之后用无菌纱布覆盖，紧急处理后需立即就医，由医生处理，避免感染加剧。

（2）深部手术切口感染或器官、腔隙的感染：当伤口感染较

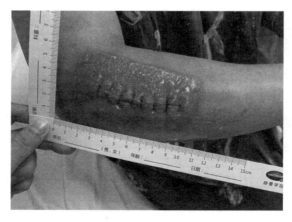

缝线过敏感染

为严重时,常表现为伤口有波动感且肿胀加重,异常疼痛,除此以外还有发热等表现,一旦发生此类症状应立即就医。

需要注意的是,请勿随意自行换药及私自使用抗生素治疗,以免发生耐药细菌的严重感染。

74 如何做好伤口的保护和清洁?

首先,不建议患者居家自行换药。术后伤口换药需要有一定的无菌概念及技巧,换药应当由专业的医护人员进行。

当患者的伤口渗液过多,并每天都有渗出敷料的现象时,应每天前往门诊换药。伤口无特殊情况时,应根据医生的出院小结每2～3天至门诊换药直至愈合,不可自行换药或者不换药,避免增加伤口感染的风险。

其次,患者应改变"既往伤口未长好不可洗澡"的观点,术后可参考如下方案进行身体清洁:

(1)伤口做好防水:患者应每天洗澡或擦身,在洗澡或擦身时,伤口可使用防水敷料,外层使用保鲜膜包裹,保持伤口周围皮肤干燥清洁,在洗澡后及时去除外层保鲜膜并观察敷料有无潮湿,如发现有水汽进入及时就医换药。

(2)避免揉搓伤口:在洗澡时,应避免揉搓伤口或刺激伤口周围的组织,以免伤口开裂或感染。

(3)勤换洗衣服:洗澡清洁后,应更换干净整洁的衣服,衣服要舒适透气,养成良好的卫生习惯。

75 术后有伤口如何进行穿脱衣服?

术后伤口的穿脱顺序应根据伤口所在部位进行,可参照如下方法:

(1)脱衣顺序:先脱无伤口的一侧,再脱有伤口的一侧。

(2)穿衣顺序:先穿有伤口的一侧,再穿无伤口的一侧。

在穿脱衣服过程中,如患者无法单独完成,家属或照顾者可在旁辅助,过程中应注意动作缓慢,不引起疼痛,同时避免暴力拉扯,以免伤口敷料脱落或伤口撕裂。

76 糖尿病患者骨折术后伤口护理需要注意些什么?

骨折是一种创伤,会应激性地引起血糖升高,造成糖尿病患者的血糖控制不佳,从而延长伤口的愈合时间及加重伤口感染。因此对于糖尿病患者而言,更应密切关注血糖水平,建议每天 4 次监测血糖。此外还需注意:

(1)饮食管理:糖尿病患者应注意膳食的平衡,确保摄入足够的蛋白质、维生素和矿物质,避免进食含糖高的食物,如巧克力、西瓜、大量的米面食物等,建议到营养科开具膳食套餐来控制热量和糖分的摄入。

(2)遵医嘱伤口换药:遵医嘱到医院进行间隔换药,保持伤口清洁、干燥、无污染。

（3）定期复诊：根据出院小结要求进行骨折术后的复查和评估，根据实际情况调整药物治疗或康复计划。

 血液透析患者骨折术后伤口护理需要注意些什么？

骨折是一种严重的创伤，可能导致患者的身体状况发生变化，在骨折术后需要与医生积极沟通，调整血液透析的频率和时长，以减轻身体的额外负担。此外还需注意：

（1）饮食管理：骨折术后，血液透析患者需要维持健康的饮食习惯以促进骨折愈合，考虑到血液透析患者需要控制蛋白质、钠盐以及水分的摄入，对伤口的愈合会有一定的影响，所以应尽量摄入富含优质蛋白的食物——如瘦肉、鸡蛋、鱼类等，建议到营养科开具膳食套餐进行饮食管理。

（2）保持伤口清洁：血液透析患者伤口容易感染，在骨折术后应保持伤口清洁，遵医嘱到医院间隔换药，避免感染。

（3）定期复诊：根据出院小结要求进行骨折术后的复查和评估，根据实际情况调整药物治疗或康复计划。

血液透析患者的伤口护理需要肾脏科和骨科的多学科团队的合作，请遵循医生的指导积极治疗。

第八篇
骨科辅助器具的应用

78 常见的辅助器具有哪些?

辅助器具是指用于改善、恢复或代替人体功能的工具、设备或产品。它们被设计和制造用于帮助人们克服身体功能障碍或帮助老年人应对日常生活中遇到的问题,包括行动辅具、康复辅具、居家辅助设备等。

骨科常见辅助器具包括:

(1)轮椅:是一种常见的辅助器具,用于帮助行动不便者进行移动。轮椅有手动和电动两种类型。手动轮椅适合轻度行动障碍者使用,而电动轮椅则适合重度行动障碍者使用。

(2)助行器:是一种辅助行走的工具,能够提供比拐杖更加稳固的支撑力。助行器可以帮助人们更好地保持平衡和行走。

(3)拐杖:是一种轻便的辅助器具,用于帮助人们行走或保持平衡。拐杖有单支点和双支点两种类型,单支点拐杖适合轻度行动障碍者使用,双支点拐杖适合重度行动障碍者使用。

(4)假肢:是一种人工肢体,用于替代失去的肢体。假肢可以包括手臂、手、腿、脚等部位,帮助人们恢复行走、抓握等能力。

（5）支具：适用于人体四肢、躯干等部位，置于身体外部，旨在限制身体的某项运动，从而辅助手术效果，或直接用于非手术治疗的外固定。同时在外固定的基础上加上压点，就可以称为矫形支具。

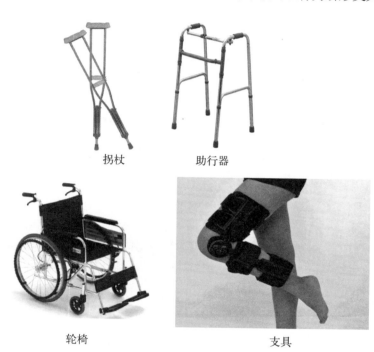

拐杖　　　　　　助行器

轮椅　　　　　　　　　　支具

79 使用辅助器具的目的是什么？

辅助器具在许多方面都具有重要的意义，包括：

（1）保持平衡，改善生活质量：通过减轻身体负担、增强功能和提升便利性，帮助使用者独立生活，进而提高生活质量。

（2）提供支持：使用适当的辅助器具可以分担负重、减少关节压力。对于关节炎患者而言，尤其重要。

（3）有助于康复治疗：辅助器材可用于协助患者在物理疗法中达到更好的恢复效果。

（4）增强肌力，提高日常活动能力：特别是对老年人或患有慢性病的人来说，有助于维持日常生活活动的习惯。

（5）对于残疾人和截肢者来说，合适的助行器和假肢等可以帮助他们更好地融入社会，提高自信心和生活质量。

（6）降低意外风险：通过提供安全保障，辅助器具还能降低意外风险，如骨折的风险。

80 常见辅助器具的使用人群有哪些？

（1）手术患者：常用于手术后的患者，辅助他们行走、保持平衡等。

（2）康复患者：需要进行康复训练的患者，如因外伤导致下肢功能受损的人，可以使用辅助器具来进行康复训练。

（3）卧床患者：长期卧床的患者，如重病、残疾或年老体弱的人，可以使用辅助器具来提高下肢的舒适度和血液循环，降低压疮的风险。

（4）老年人：一些年老体弱者可能因为肌力下降或骨折而需要额外的下肢支撑，以便更容易坐起或站立。

（5）行动不便需要外出的患者：如需外出检查的患者。

81 如何正确使用助行器？

助行器适用于单下肢无力或截肢、广泛性体能减弱，需要比拐杖更大的支持者。每次使用助行器前，应检查助行器是否稳定，橡皮垫、螺丝有无损坏或松动，以确保助行器的安全性，避免步态不稳而跌倒。

使用前先调节助行器高度：身体自然站立，抬头挺胸，双手自然下垂在身体的两侧，调节助行器下端的按钮，保持手柄高度大约与手腕腕痕齐平。

使用方法：先将助行器摆在身体前约一步距离，待重心稳定

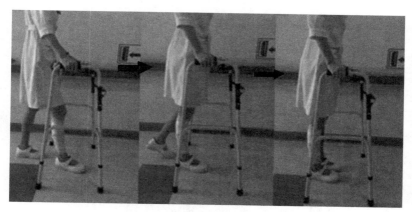

正确使用助行器
先迈患肢，健肢跟上，如此循环

后,先迈出患肢,再将健肢跟上,如此循环。步伐不宜太大,步伐以达到助行器的一半为宜,太过向前容易重心不稳而跌倒。也不能把助行器放得太远,否则会扰乱助行器平衡,导致不稳。使用助行器时保持地面干燥,走道通畅,防止患者滑倒或跌倒。

82 使用助行器的注意事项有哪些?

(1)对助行器的紧张、恐惧心理:加强心理疏导,对需要使用助行器的患者,应首先消除其对助行器的紧张、恐惧心理,使他们正确认识使用助行器的作用和必要性,建立起恢复独立行走能力的信心。

(2)使用不当造成的平衡失调:迈腿时太靠近助行器,有向后跌倒的风险;步行时离助行器太远,有影响平衡的危险。

(3)防止压力性损伤:使用助行器的患者,腋下、肘部、腕部等部位长期受压,容易造成压力性损伤,故应多观察,及早预防。

83 如何正确使用轮椅?

轮椅主要适用于功能障碍者或行走困难者代步,也是个人转移的重要辅助工具,可根据不同需求选择不同种类的轮椅。

(1)操作前检查与调试轮椅的完好性。

（2）患者乘坐轮椅前排空大小便，打开轮椅并移动到方便转移的位置，关紧车阀并抬起脚踏板，乘坐轮椅过程中保持躯干直立，两侧对称，安全舒适的功能位。

（3）他人操作轮椅时要注意患者的体位是否正确，必要时应使用腰带固定，行进速度宜缓慢。

（4）自行操作轮椅时要掌握操作要领，坐姿正确，保持平衡。

（5）使用轮椅过程中目视前方，随时观察周围环境，保持安全。

84 平车使用过程中的注意事项有哪些？

（1）检查车辆的完好性，能否正常使用。检查平车上的安全设备，如刹车和轮子是否正常工作。在需要使用平车的地方进行预先清理，确保通道畅通。

（2）将患者抬至平车上，使其平卧在平车中央，竖起防护栏，确保物品或患者的重量均匀分布在平车上，以避免失去平衡。

（3）必要时使用约束带，确保患者安全舒适，动作轻稳，协调一致。

（4）使用平车时，推车方向为小轮在前，大轮在后。保持匀速并避免急转弯，注意观察周围环境，确保与其他人员或物品之间的安全距离。时间停留较长或停留在倾斜地面时，可使用刹车固定平车。上下坡时始终要将患者的头部处于高位，车速适宜，注意避开障碍物。

（5）推平车进门时先将门打开，不可用车撞门。

（6）若患者身上有各种导管，妥善固定，确保管路没有反折扭曲、受压，不要拉拽管路，避免管路脱落，保证管路通畅。

（7）注意保暖和保护患者隐私。

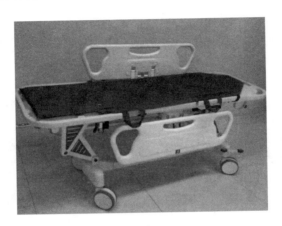

平车

85 骨科支具的分类有哪些？

骨科支具又称矫形器，是用于人体四肢、躯干等部位，经过力的作用以预防、矫正畸形，治疗骨骼、关节、肌肉和神经疾病并补偿其功能的器械。

主要支具有：

上肢支具：前臂支具、肩关节固定支具、肘关节固定支具。

下肢支具：长腿支具、短腿支具、连脚支具、膝关节固定支。

脊柱支具：腰托、颈托。

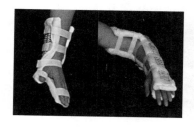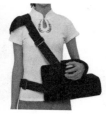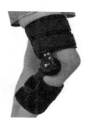

不同种类的支具

86 支具的作用和功能是什么？

　　支具是用于人体四肢、躯干等部位,通过力的作用以预防、矫正畸形,治疗骨骼、关节、肌肉和神经疾病的器械。通过外固定的方式,在骨折发生后,保持骨折处的位置。支具可以为骨折部位提供机械支撑、负荷分配和应力释放,促进骨折处的血液循环和组织修复。使用支具也可以缓解疼痛,减少并发症,减轻局部肿胀等。支具的功能为：① 稳定与支撑；② 固定；③ 保护；④ 助动(行)；⑤ 预防矫正畸形；⑥ 承重。

87 支具使用的适应证与禁忌证有哪些？

　　适应证：适用于人体四肢或躯干损伤、疾病以及术后的稳定与支撑,需要辅助固定及功能锻炼的患者,通过力的作用以预防、矫正畸形或辅助病残肢体,以利于肢体或躯体恢复或发挥功能。

禁忌证:不适用于患肢严重感染者,如皮肤的炎症、严重过敏反应及因为其他疾病导致的皮肤和肌肉不能耐受压力;局部有严重外伤者,如皮肤撕脱、骨折未处理等;肢体循环障碍者等。

88 支具使用过程中的注意事项有哪些?

(1)佩戴支具位置要准确,松紧度适宜,与人体的生理曲度相适应。过紧易出现皮肤损伤,过松则达不到制动目的。

(2)根据患者病情,选择不同的支具,离床活动时,需在卧床时佩戴好支具,调节好松紧度后方可离床活动,防止患者跌倒。

(3)应注意避免支具直接与患处皮肤接触,需穿衣服或内垫棉垫,以利于汗液吸收,增加舒适感和保持皮肤清洁。定期检查皮肤情况,以免长时间受压而发生压力性损伤。

(4)指导长时间佩戴下肢支具的患者进行康复训练,促进血液循环,以防止下肢深静脉血栓形成。

89 "防跌倒起床三部曲"指什么?

防跌倒起床三部曲是一种实用的起床方法,尤其对于老年人、儿童和身体状况较差的人来说非常适用。通过防跌倒起床三部曲，人们可以安全地起床，降低跌倒的风险。

第一步，清醒头脑。不要急于起床，先睁开眼睛，逐渐清醒头脑。可以尝试做一些简单的呼吸练习或者冥想，让自己更加清醒。

第二步，坐起。在头脑清醒后，慢慢地坐起来，避免因突然起床而感到头晕或者不适。可以把手放在床沿上，用腿的力量支撑身体，避免因腿部肌肉无力而跌倒。

第三步，站立。坐起来后，不要急于站立，而是先适应一下身体的姿势。可以尝试将脚放在地上，用脚的力量支撑身体，避免因站立不稳而跌倒。

第九篇
骨科患者的跌倒预防

90 哪些措施可以预防跌倒?

（1）行动不便、生活不能自理、视力下降的患者，家属应在旁陪伴，协助活动。

（2）遵从"防跌倒起床三部曲"，特别是在服用特殊药物如抗高血压药、镇静催眠药等。

（3）住院期间将呼叫铃就近放置，当需要协助时，可及时按呼叫铃以寻求帮助。

（4）保持地面干燥，若地面弄湿，需及时处理。

（5）将日常物品收纳于柜中，保持走道通畅。

（6）穿合适尺码的衣、裤、鞋，以免绊倒。同时，所有鞋子应具有防滑功能。

（7）卧床时使用床栏，特别是患者躁动不安、意识不清时，必要时予以约束保护。下床时，应先将床栏放下切勿翻越。

（8）将生活用品放在容易取到的地方。

（9）房间保持灯光明亮，使行动更方便。

91 哪类人群容易跌倒?

（1）老年人：随着年龄的增长，老年人的身体机能逐渐下降，肌肉力量减弱，视力、听力和反应能力也会受到影响，这些都可能导致跌倒的风险增加。此外，老年人可能还患有多种慢性疾病，如高血压、糖尿病等，这些疾病也容易导致身体不稳定和跌倒。

（2）儿童和青少年：尽管儿童和青少年相对成年人来说跌倒的风险较低，但是他们仍然有可能因为缺乏平衡感和稳定性而跌倒。

（3）身体状况较差的人：身体状况较差的人可能因为某些疾病或身体缺陷而容易跌倒，如患有神经系统疾病的患者。

（4）服用特定药物的人：一些药物可能会影响人的平衡感和

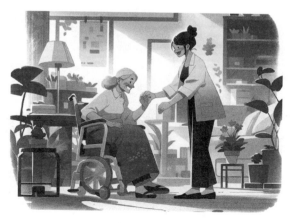

老年人注意安全

反应能力,从而增加跌倒的风险,如抗过敏药、镇静催眠药、抗抑郁药等都可能对人体机能产生影响。

(5)缺乏锻炼的人:缺乏锻炼的人身体机能较弱,肌肉力量不足,身体的灵活性和平衡感也会下降,因此容易跌倒。

92 哪个时间段容易发生跌倒?

跌倒是一个常见的问题,对于老年人、儿童和身体状况较差的人来说尤其容易发生。夜间是跌倒的高发时段,因为在这个时间段,人们的警觉性下降,身体机能也处于相对低下的状态。此外,很多人在睡觉时可能会服用一些药物,这些药物可能会影响他们的平衡和反应能力,从而增加跌倒的风险。

清晨是跌倒的另一个高发时段。因为在这个时间段,人们的血压和心率会逐渐升高,同时身体可能还没有完全清醒,这可能会导致身体的不稳定和跌倒的风险增加。

93 什么场所容易发生跌倒?

家中:存在杂物、地毯、家具等障碍物;洗手间和浴室、楼梯。

公共场所:如购物中心、公园、医院等,地面可能不平整,存在坑洼或障碍物等,容易导致跌倒。

室外路面：特别是在冬季或下雨天，地面可能变得湿滑，容易滑倒。

养老院或护理院：由于老年人住在集体环境中，可能存在共用的公共区域，如餐厅、活动室等，容易发生人群拥挤和碰撞。

94 服用哪些药物容易引起跌倒？

阿片类药物、抗精神病药物、抗癫痫药物、苯二氮䓬类药物、抗心律失常类药物、抗抑郁药物、髓袢利尿药、抗高血压药、降血糖药等。

95 使用支具的患者如何预防跌倒？

（1）选择合适的支具，使用前检查器具各部位是否牢固，橡皮头及螺丝有无变形或损坏、有无毛边及尖锐突出部等。如有损坏应更换以维持其安全性。

（2）避免地面潮湿、光线不足及有障碍物时行走，以免滑倒或绊倒。

（3）使用助行器时不可只穿袜子而不穿鞋，并且应避免穿着拖鞋或高跟鞋；跨步距离以到助行器的一半为宜，太过向前容易导致重心不稳而向前跌倒。

（4）第一次下床使用须有医护人员在旁协助与指导。

（5）行走前先站稳，步伐不宜太大，眼睛向前看，不要向下看。

（6）不宜长时间使用支具，以免造成肌肉僵硬和关节挛缩，进一步增加跌倒风险。

96 下肢骨折起床活动应该注意什么？

（1）遵循医生的指导：在起床之前，确保得到医生或专业人员的明确指示和许可。

（2）使用合适的辅助装置：根据医生的建议使用拐杖、助行器或轮椅等辅助装置，以帮助稳定身体并减小对受伤部位的压力。

（3）动作缓慢小心：起床时，患者应该进行缓慢而小心的动作。避免突然站立或急速转身，以防止出现眩晕或失衡。

（4）寻求帮助：如果在起床过程中需要协助或支持，应寻求他人的帮助，如家人、护士或照顾者。

（5）注意身体姿势：在起床过程中，保持正确的姿势是非常重要的。患者应注意避免扭曲、弯腰或斜倚身体，以减少对受伤部位的额外压力。

（6）注意环境安全：确保起床的环境安全无障碍，没有杂物。地面应保持干燥，避免有水以防滑倒。

（7）充足的休息：起床活动后，患者可能会感到疲劳或不适，所以需要合理安排活动和休息时间，以减轻肌肉疼痛或疲劳感。

97 老年人夜间起床如何预防跌倒？

老年人夜间起床时容易发生跌倒事故，以下安排有助于预防跌倒的发生：

（1）提供足够的照明：确保卧室、走廊和洗手间都有足够明亮的照明，可以使用夜灯或安装感应式灯具。

（2）移除障碍物：确保床边和通往洗手间的路径上没有杂物、家具、地毯或电线等障碍物，以免老年人在夜间行走时绊倒或滑倒。

（3）使用辅助设备：如果老年人需要在夜间起床，可以提供合适的辅助设备，如拐杖、助行器或步行架，以增加稳定性和平衡力。

（4）定期锻炼：如走路、做广播体操、太极拳等。请医生或理疗师给出合适的锻炼建议。

（5）注意药物不良反应：一些药物可能会导致老年人眩晕或失去平衡。老人起夜要有人协助。

（6）床边安全：在床边放置一个稳固的床杆或栏杆，方便老年人起卧，避免老年人从床上跌落。

（7）防滑措施：在洗手间和浴室等湿滑的地方，使用防滑垫、防滑地毯或安装防滑地板。

98 骨质疏松患者如何预防跌倒?

（1）适当锻炼,增加肌肉力量和平衡能力,降低跌倒风险。

（2）保证室内安全,确保家中没有杂物或其他障碍物阻碍行动,并保持房间的明亮。使用防滑垫、扶手和防滑地毯等设施来提供额外的稳定性。

（3）可使用助行器、拐杖等来提供额外支撑和稳定性。

（4）合理使用药物,尤其是可能引起眩晕或低血压的药物,服用后需特别注意。

（5）保持良好的视力和听力。

（6）保证摄入足够的钙和维生素 D 来维持骨质健康。

（7）定期监测骨密度和骨质状况,并根据需要采取相应的骨质保健措施。

（8）注意活动安全,避免高风险的活动或环境,步行时注意保持平衡和正确的姿势,避免急躁、迅速转身或突然变换方向。

第十篇
骨科康复锻炼

99 什么是"伤筋动骨一百天"？

"伤筋动骨一百天"是一句民间谚语，意思是说，如果伤了筋骨，需要经过至少一百天的休养和治疗才能恢复。这个谚语强调了对于骨骼和关节等部位的创伤需要长时间的康复过程，不能急于求成，恢复过程中，遵循医生的建议，适当进行治疗，不能过度活动或者使用受伤的部位，以免加重伤情。在休养期间，患者需要进行一些基本的康复训练，如肌肉收缩、关节活动等，以保持肌肉的力量和关节的灵活性。同时，患者还需要注意饮食和营养的摄入，多吃富含蛋白质和钙质的食物，以促进骨骼和肌肉的修复。

100 骨科手术后早期功能训练的目的是什么？

（1）预防关节僵硬和肌肉萎缩：手术后，关节和肌肉可能会因为疼痛、肿胀或者石膏夹板等固定物的限制而不能正常活动。通过早期的功能训练，可以预防关节僵硬和肌肉萎缩，保持肌肉的力量和关节的灵活性。

（2）促进血液循环：早期的功能训练可以促进血液循环、增加受伤部位的营养供应，有利于伤口的愈合和减轻疼痛。

（3）防止深静脉血栓形成：手术后，长时间的卧床休息容易导致深静脉血栓形成。通过早期的功能训练，可以加快血液循环，预防深静脉血栓形成。

（4）减轻水肿：早期的功能训练可以加快血液回流，减轻受伤部位水肿。

（5）增加活动范围：通过早期的功能训练，可以逐渐增加受伤部位的活动范围，使患者能够逐渐适应正常的活动。

（6）促进康复：早期的功能训练可以促进患者的康复，使患者能够更快地恢复到受伤前的状态。

（7）减轻疼痛：早期的功能训练可以缓解肌肉紧张，减轻患者的疼痛感。

101 骨科手术后康复锻炼的原则是什么？

骨科手术后康复锻炼可以帮助患者恢复功能、减轻疼痛，并最大程度地减少并发症的发生风险。骨科手术的康复锻炼遵循以下原则：

（1）个体化：康复锻炼计划应根据患者的特定情况和手术类型进行个体化定制。不同的骨科手术患者可能需要不同的康复方法。

（2）渐进性：康复锻炼应从简单的动作和适合的强度开始，然后逐渐增加难度和强度，以避免过度负担造成损伤。

（3）安全性：康复锻炼应在专业康复治疗师或医生的监督下进行，以确保动作的正确性和安全性。避免做可能引发疼痛或不适的动作。

（4）恢复关节和肌肉平衡：康复锻炼应有助于维护或恢复关节和肌肉的平衡。这有助于避免关节的过度磨损和减少不稳定性。

（5）控制炎症和肿胀：康复锻炼应有助于减轻术后的炎症和肿胀，通过适当的动作促进血液循环和淋巴排液。

（6）遵循医嘱：患者应严格遵循医生和康复专家的建议，包括关于运动频率、时长和强度的指导。

（7）疼痛管理：康复锻炼不应引发过度的疼痛。疼痛管理是康复的重要一部分，需要根据患者的需要进行合适的药物和治疗。

（8）预防并发症：康复锻炼应有助于预防并发症，如血栓形成、关节强直和肌肉萎缩。

102 被动运动和主动运动的区别是什么？

被动运动和主动运动是两种不同类型的运动，它们之间的区别在于运动的执行者和控制者。被动运动的目的是维持或改善关节的灵活性、减轻肌肉僵硬和避免关节强直。主动运动是指运动的执行者自愿地控制和发动运动，而没有外部力量的干预，有助于增强肌肉和提高整体身体素质。

103 卧床期间可以做哪些康复锻炼？

卧床期间进行康复锻炼有助于维持肌肉质量、关节灵活性，减缓下肢肌肉萎缩，避免深静脉血栓形成等并发症。

卧床期间可以完成的康复锻炼有：① 被动关节活动，患者可以进行小幅度的肢体抬升运动；② 踝泵运动；③ 腹式呼吸练习；④ 如果上半身没有受伤，患者可以进行手指的灵活性和力量练习，小范围的肩部旋转和提升运动，以避免肩部僵硬。同时，患者可以借助康复设备如抗阻力带或轻质杠杆，以增加锻炼的难度。卧床期间的锻炼应根据患者的具体情况和医生的建议进行个体化定制。

104 骨科手术前可以做哪些功能锻炼？

骨科手术前，患者可以进行关节活动、肌肉锻炼、平衡训练、呼吸训练及床上运动等功能锻炼。这些功能锻炼可以帮助患者增强肌肉力量和关节的灵活性，提高身体的平衡感和稳定性，为手术做好准备。同时，患者也需要在医生的指导下进行功能锻炼，避免过度锻炼导致不必要的损伤。以下是一些常见的功能锻炼方法：

（1）关节活动：患者可以进行关节活动，以保持关节的灵活性和肌肉的力量。例如，可以尝试弯曲和伸展手指、手腕、肘关节、膝关节等。

（2）肌肉锻炼：患者可以通过锻炼肌肉来增强肌肉的力量和耐力。例如，可以进行腿部肌肉的收缩和放松练习、背部肌肉的收缩和放松练习等。

（3）平衡训练：在手术前，患者可以进行平衡训练，以提高身体的平衡感和稳定性。例如，可以进行单脚站立、平衡板练习等。

（4）呼吸训练：呼吸训练可以帮助患者控制呼吸，增加肺活量，减轻呼吸困难等症状。例如，可以进行深呼吸练习、咳嗽练习等。

（5）床上运动：在手术前，患者可以在床上进行一些简单的运动，以保持身体的灵活性和肌肉的力量。例如，可以进行翻身练习、抬腿练习等。

105　上肢骨折康复锻炼的注意事项有哪些？

（1）保护受伤区域：在开始康复锻炼之前，确保骨折已经稳定愈合，且避免直接压力冲击到受伤区域。

（2）逐渐增加负荷：开始可进行轻度的活动和锻炼，随着时间的推移逐渐增加负荷和运动强度。这样可以帮助恢复肌肉力量和关节灵活性。

（3）注意姿势和技巧：在进行锻炼和活动时要注意正确的姿势和技巧。避免过度使用受伤区域，以防止再次受伤。

（4）适度运动和休息：平衡好运动和休息的比例。适度运动可以促进血液循环和康复，但过度运动可能导致疲劳和伤害。

（5）应用物理治疗和康复手段：根据个体情况，可能需要通过物理治疗和康复手段进行辅助治疗，如热敷、冷敷、按摩、牵引等。

106 下肢骨折康复锻炼的注意事项有哪些？

（1）保护受伤区域：确保骨折已经稳定愈合，并遵循医生的指导，使用石膏、支撑物或助行工具来固定和保护受伤区域。

（2）逐渐增加负荷：开始时，进行轻度的活动和锻炼，如坐位练习、床上活动等。随着时间推移，逐渐增加负荷和运动强度，包括站立、行走、爬楼梯等。

（3）重视肌肉力量和关节灵活性：进行针对大腿肌群、小腿肌群和骨盆底的肌肉锻炼，以恢复肌肉力量和关节稳定性。同时进行适度的关节伸展和屈曲练习，以增加关节的灵活性。

（4）使用助行器具和辅助设备：根据个体情况，可能需要使用助行器具(如拐杖、轮椅)和辅助设备(如座位升降椅、跷跷板),以帮助行走和进行活动。

(5)应用物理治疗和康复手段:根据个体情况,可能需要通过物理治疗和康复手段进行辅助治疗,如热敷、冷敷、按摩、牵引等。

(6)适度运动和休息:平衡好运动和休息的比例。

107 髋部骨折康复锻炼的注意事项有哪些?

(1)保护受伤区域:确保骨折已经稳定愈合,并遵循医生的指导,使用石膏、支撑物或助行器来固定和保护受伤区域。

(2)早期活动和锻炼:根据医生的建议,在骨折稳定后尽早开始进行康复锻炼。初期可以进行主动和被动的关节活动,逐渐增加负荷和强度。

(3)强化肌肉力量:重点进行大腿肌群和骨盆底的肌肉锻炼,以恢复肌肉力量和关节稳定性。可通过抬腿、收缩臀部肌肉等练习来加强肌力。

(4)增加关节活动度:进行适度的关节伸展和屈曲练习,以增加关节的灵活性。可通过屈膝推下、卧位膝关节挤压等练习来增强关节活动度。

(5)助行器具的使用:根据个体情况,可能需要使用助行器具(如拐杖、轮椅)来帮助行走和进行活动。使用助行器具可以减少对受伤髋部的负荷,以促进愈合和康复。

(6)逐渐恢复正常活动:随着康复进展,逐渐增加日常生活中的活动量和强度,如站立、行走、爬楼梯。

108 骨折术后多久可以下床活动?

骨折术后能够下床活动的时间因个人情况和骨折类型而异,一般需由医生评估后确定。

(1)简单骨折:简单骨折,如不需手术干预的轻微骨折,可能在数天至 1 周后就可以下床活动。

(2)手术治疗的骨折:对于需要手术治疗的骨折,通常需要等到手术切口愈合并得到医生的评估确定后才可以下床活动。这通常需要等待数周至数月的时间。

(3)骨折固定物的去除:如果骨折需要使用支架、石膏或金属板来固定,在这些固定物取出之前,一般需要保持床位休息。取出固定物后,根据骨折的情况,医生会指导患者进行康复锻炼,逐渐增加活动强度。

109 髋关节置换术康复锻炼的注意事项有哪些?

髋关节置换术后的康复锻炼非常重要,可以帮助恢复关节功

能、增加肌力和稳定性,减少术后并发症的发生。术后康复锻炼的原则:

(1)早期康复:尽早开始康复锻炼是关键。一般术后的第一天,患者会被要求进行一些轻微的活动,如躺下、坐起来、侧身等。随着康复进展,活动强度和范围逐渐增加。

(2)起床活动:在医生或物理治疗师的指导下,患者应尽早起床活动。起初可能需要使用助行器来支撑,逐渐过渡到无助行器。

(3)关节活动锻炼:髋关节置换术后,关节活动范围会受限。为了恢复关节的灵活性,患者应进行一些关节活动锻炼,如屈曲、伸展、内外旋等。这些锻炼应该在医生或物理治疗师的指导下进行,以免受伤。

(4)肌力锻炼:通过肌力训练,可以增加周围肌肉力量,支持和稳定髋关节。常见的肌力锻炼包括股四头肌收缩、臀部肌肉锻炼和腿部伸展等。这些锻炼应逐渐增加。

110 膝关节置换术康复锻炼的注意事项有哪些?

(1)早期活动:术后的第一天就开始进行早期活动,如床上活动、下床走动和进行简单的关节活动。这有助于预防深静脉血栓形成和肺部感染,并促进血液循环和创伤愈合。

(2)逐渐恢复强度:随着康复的进行,患者可以逐渐增加活动的强度和范围。包括进行物理治疗,如主动和被动关节运动,逐渐增加关节负荷和重力。

（3）坚持肌肉锻炼：通过相关的肌肉练习,特别是大腿肌群的锻炼,有助于提高关节稳定性和功能恢复。这包括进行腿部屈伸、抬腿、踩踏等练习。

（4）控制疼痛和肿胀：在康复过程中,要密切关注疼痛和肿胀的情况,并采取相应的措施,如局部冷敷、使用止痛药物等。

（5）避免过度活动：尽管逐渐恢复活动,但仍需要避免过度活动和剧烈运动,以避免对关节造成过多负荷而导致损伤。

（6）长期康复：膝关节置换术后的康复是一个长期过程,患者需要坚持进行康复锻炼。

111 膝关节镜术后康复锻炼的注意事项有哪些?

（1）尽早恢复运动：术后的早期恢复是非常重要的。根据医生的建议,患者应尽早进行被动运动和活动,以预防关节僵硬和肌肉萎缩。

（2）逐步增加负荷：术后的康复阶段,患者需要逐步增加关节负荷和运动强度。起初可以进行一些简单的康复运动,如屈伸膝关节、提踵等,然后逐渐引入有氧运动和力量训练,以增强肌肉力量和关节稳定性。

（3）避免过度使用：在康复阶段,患者应注意避免过度使用膝关节,以避免损伤或延迟康复进程。适当的休息和放松对于康复是必要的。

（4）规律锻炼：康复期间,患者需要保持规律的锻炼,以加快康复进程。每天坚持进行适量的运动,可以帮助改善血液循环、增强肌肉力量和关节灵活性。

（5）注意姿势和技巧：在进行康复锻炼时,患者应注意正确的姿势和技巧。如果需要,可以咨询专业的物理治疗师或康复师,获得专业的指导,以确保正确的运动进行。

112 肩关节镜术后康复锻炼的注意事项有哪些?

（1）尽早恢复运动：患者应尽早进行被动运动和活动,以预防肩关节僵硬和肌肉萎缩。

（2）逐步增加负荷：在术后的康复阶段,患者需要逐步增加关节负荷和运动强度。起初可以进行一些简单的康复运动,如肩关节的内外旋等,然后逐渐引入一些有氧运动和力量训练,以增强肌肉力量和关节稳定性。

（3）避免过度使用：在康复阶段,患者应注意避免过度使用肩关节,以避免损伤或延迟康复进程。适当的休息和放松对于康复是必要的。

（4）规律锻炼：康复期间,患者需要保持规律的锻炼,以加快康复进程。每天坚持进行适量的运动,可以帮助改善血液循环、增强肌肉力量和关节灵活性。

（5）注意姿势和技巧：在进行康复锻炼时，患者应注意正确的姿势和技巧。如果需要，可以咨询专业的物理治疗师或康复师，获得专业的指导，以确保正确的运动执行。

（6）遵守医生建议：术后康复期间，患者应遵医嘱定期复查，查看肩关节活动度。

113 微创手术为什么还要康复锻炼？

微创手术是一种先进的手术方法，通过微小的切口或管道，将手术器械和设备插入患者体内进行手术操作，以减少创伤和缩短术后康复时间。虽然微创手术相对创伤较轻，但术后身体的恢复仍然需要时间并配合康复锻炼。因此，微创手术后进行康复锻炼是非常重要的。

微创手术后，进行适当的康复锻炼可以促进血液循环，消除肿胀和疼痛，加速伤口愈合和恢复。同时，康复锻炼还可以帮助患者逐渐适应正常的活动和运动，防止出现关节僵硬和肌肉萎缩等问题。康复锻炼的具体内容和方法会因手术类型、部位和患者的具体情况而有所不同。

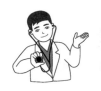

第十一篇
出院及随访管理

114 出院时医院会提供哪些证明？ 包含哪些内容？

一般医院会提供一份出院小结,如患者有需要还可向医生申请提供病情证明摘要和病假单。

(1)出院小结是整个住院治疗疾病过程中的总结和凭证,患者可以从出院小结中获得医生对其治疗方案的总结和说明,以便更好地确保患者顺利康复。

出院小结主要包含以下信息:

患者的住院信息:包括入院日期、出院日期等基本信息。

疾病诊断名称、治疗方案和效果。

住院期间检查化验的结果:常包含 X 线片、CT、MRI、血常规、电解质、凝血常规、肝肾功能、输血前测试等检查化验结果。

住院及出院后的注意事项及复诊随访计划等:包含出院随访的时间间隔要求,随访医生、医生专家门诊时间及出院带药的使用方法及作用等。

出院时应仔细核对上述内容,确认信息及内容正确并及时与医生沟通，避免在今后的复诊和报销过程中产生不必要的麻烦。

（2）病情证明摘要是一份重要的医学文书，旨在对患者的疾病诊断、病情描述和治疗方案进行简要概述，一般供患者和家属用作保险理赔、公司申请假期的凭证，一般包含如下内容：

住院信息：包括入院日期、出院日期等基本信息。

主要病情描述：包括患者的就诊原因、疾病诊断名称、病情发展过程、主要治疗方案及结果等。

医生的评估和建议：包括对患者病情的进展和预后的判断，可能需要继续进行的治疗或康复措施等。

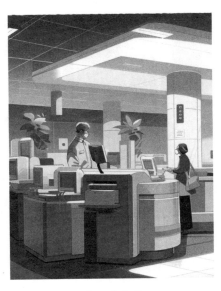
出入院办理

（3）病假单是医生或医疗机构出具的文件，可以用于证明个人因疾病需要请假或缺勤的证明文件，以便个人可以向公司、学校等相关部门提供合法的请假或缺勤理由。

病假单由医生根据患者的病情填写疾病诊断名称、出院日期、病假开始日期和结束日期等。

需要注意的是，当病假

到期后,若仍需要开具病假单则可根据出院小结随访要求进行门诊复查,后续医生会根据患者的实际病情来判断是否需要继续开具病假单。

115 出院后如何进行门诊随访?

出院后,应妥善保管好出院小结及相关就诊记录,根据出院小结上的复诊随访计划要求进行随访。因各医院就诊程序的不同,可灵活选择电话预约、微信公众号预约、医院便民服务中心或自助挂号机预约等多种方式,具体在出院时应仔细询问和自己对接的医务人员。

116 门诊随访的次数有何要求?

门诊随访是患者在接受治疗后,需要定期返回医疗机构进行再次就诊或复查的过程,目的是评估治疗效果和病情进展,同时提供必要的医疗指导和管理。

在门诊随访过程中,门诊随访的次数一般由医生根据患者病情的复杂程度、手术康复的情况来制定,通常情况下为术后第4周、第8周、第12周需要进行门诊复诊随访,具体可按照医生的随访要求来进行,以便于为您提供更好的健康管理服务。

出院后如何复印病史？

　　一般而言，病史复印件常作以下用途：① 保险理赔上缴资料；② 法律要求文件；③ 自我管理医疗记录的证明。

　　根据每个医院程序和政策不同，出院时可详细咨询医护人员，一般流程为出院后 14 个工作日（每个医院政策不同也可有不同）以后可至病史室进行复印，需要的材料为：① 患者的身份证、出院小结；② 代办人需要携带好身份证和获得患者的授权证明；③ 填写申请表；④ 缴纳复印费用；⑤ 直接微信公众号或小程序填报申请信息，部分医院提供线上申请服务可快递到家，为患者提供便利。

118 **骨折患者如何顺利出院？**

　　骨折患者出院后由于行动不便和活动受限，出院过程中仍会有许多困难，下面的建议有助于患者顺利出院：

　　（1）合理安排交通工具：骨折患者一般行动受限，为了确保患者的安全，建议联系救护车进行转运，如患者情况良好也可选择私家车或出租车等交通工具由家人或朋友接送。

　　（2）携带好相关医疗文件和出院带药：在离开医院前请确保带齐所有医生开具的药物和医疗相关文件如出院小结、病假单等,并妥善安置以免丢失或受损。

(3)配备好护理设备:如需要轮椅、平车或吸氧设备请在出院前及时告知医护人员,并提前做好准备。

(4)保持通信畅通:确保手机电量充足并开机,以便于在需要的情况下及时求助或咨询。

119 术后有内植物可否乘坐飞机或高铁? 如何开具证明单?

骨折术后患者仍会有许多问题,比如因为手术原因体内有内植物,下面就这个问题提供一些解决方案:

(1)获得医生许可:术后可在出院前告知医生有需要乘坐飞机或高铁的计划,并获得医生对病情的评估,认可可以乘飞机或高铁后,可请医生开具证明单或在出院小结上标注好可乘坐飞机或高铁的建议。

(2)了解旅行限制:不同的航空公司和铁路公司有不同的要求,特别是对于术后有内植物的乘客,请及时在出行前了解相关政策、限制和要求,以避免造成不必要的麻烦。

需要注意的是,请患者在乘坐飞机或高铁前提前准备,避免影响出行。

120 **出院后外出活动需要注意哪些事项?**

　　(1) 遵医嘱进行活动：查看出院小结及复诊指导要求进行可行的活动，适当的活动可促进骨折愈合，但注意有些活动不可做，如髋关节置换后不可过度屈髋及深蹲，以免造成髋关节脱位。

　　(2) 避免感染：根据个人情况和医生建议佩戴口罩及注意卫生，避免去人群聚集的地方，以免感染。

　　(3) 避免剧烈运动、受伤和碰撞：避免剧烈运动以免对身体造成额外的压力和伤害，外出时不要去人群拥挤的地段，保证周围环境安全避免交叉感染，不参与危险活动。

　　(4) 必要时使用助步器或拐杖：在患者骨折术后行动不便

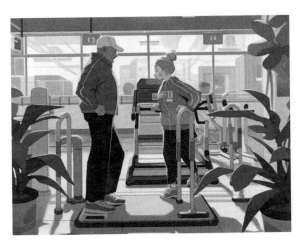

陪同照顾

时，可以借助助步器或拐杖进行外出活动，遵循节力原则。

（5）有照顾者陪同：骨折术后恢复期，部分患者由于贫血及止痛药物的使用会有头晕等反应。外出期间务必有照顾者陪同，避免患者外出时不慎晕倒加重伤势影响康复。